河南中医药大学第一附属医院
全国名老中医药专家传承工作室建设项目成果

U0736889

当代名老中医临证精粹丛书·第一辑

冯宪章
论治皮肤病

主编　宋群先　刘学伟

总主编　朱明军

全国百佳图书出版单位
中国中医药出版社
·北 京·

图书在版编目（CIP）数据

冯宪章论治皮肤病 / 宋群先，刘学伟主编 . —北京：
中国中医药出版社，2021.11（2022.6重印）
（当代名老中医临证精粹丛书 . 第一辑）
ISBN 978-7-5132-7261-2

Ⅰ . ①冯… Ⅱ . ①宋… ②刘… Ⅲ . ①皮肤病—中医
临床—经验—中国—现代 Ⅳ . ① R275

中国版本图书馆 CIP 数据核字（2021）第 212627 号

中国中医药出版社出版
北京经济技术开发区科创十三街 31 号院二区 8 号楼
邮政编码 100176
传真 010-64405721
河北省武强县画业有限责任公司印刷
各地新华书店经销

开本 880×1230 1/32 印张 6.5 彩插 0.25 字数 132 千字
2021 年 11 月第 1 版 2022 年 6 月第 2 次印刷
书号 ISBN 978-7-5132-7261-2

定价 49.00 元
网址 www.cptcm.com

服 务 热 线 010-64405510
购 书 热 线 010-89535836
维 权 打 假 010-64405753

微信服务号 **zgzyycbs**
微商城网址 **https://kdt.im/LIdUGr**
官 方 微 博 **http://e.weibo.com/cptcm**
天猫旗舰店网址 **https://zgzyycbs.tmall.com**

如有印装质量问题请与本社出版部联系（010-64405510）
版权专有 侵权必究

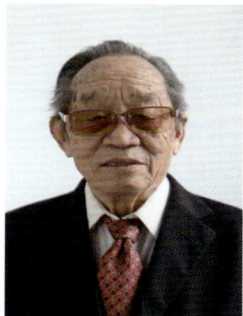

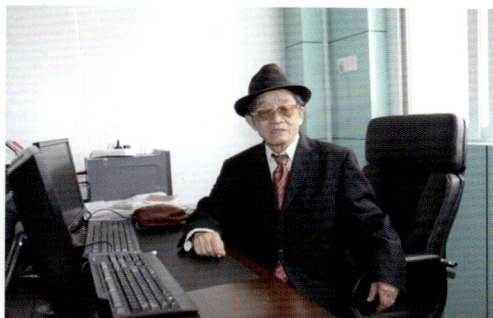

冯宪章在名医工作室工作

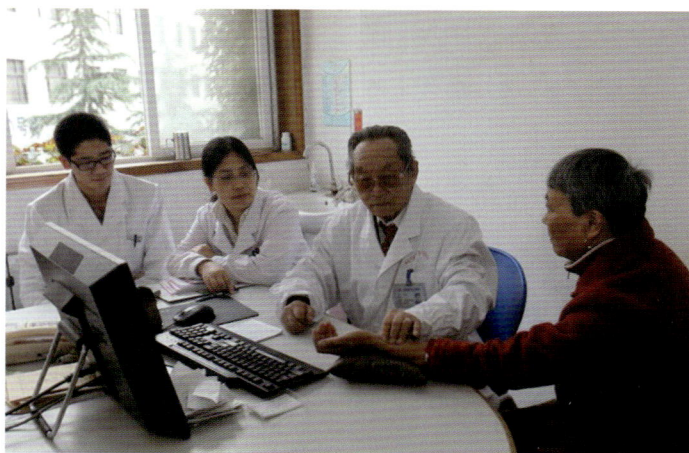

冯宪章（右二）在给患者诊脉看病

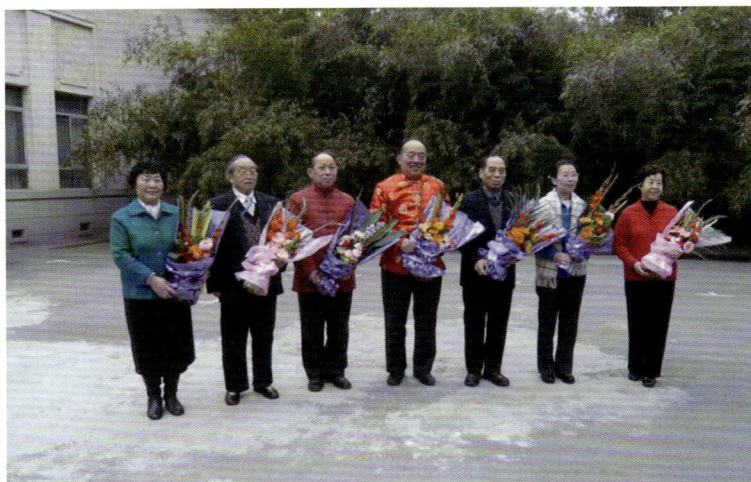

河南中医药大学第一附属医院第四批全国名老中医合影（左二为冯宪章）

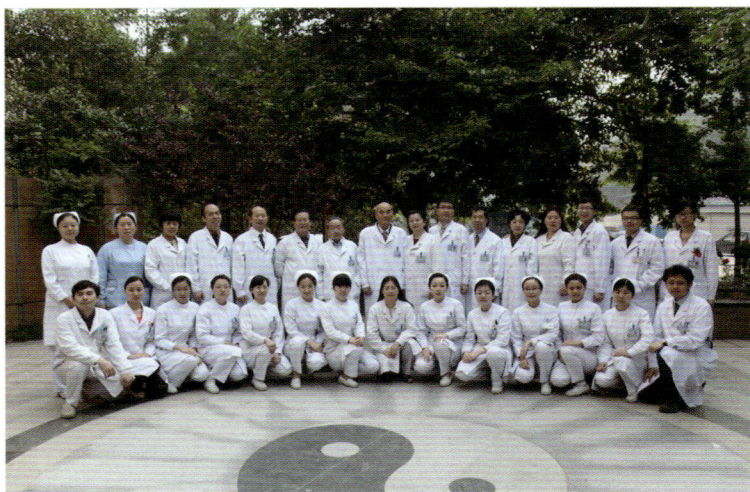

河南中医药大学第一附属医院皮肤科全家福（二排左七为冯宪章）

《当代名老中医临证精粹丛书·第一辑》
编委会

本书编委会

主　编　宋群先　刘学伟

副主编　李建伟　王　刚　陈绍斐

编　委（按姓氏笔画排序）

王　丹　王文鹤　王宁丽　王建茹

王海燕　冯　彦　刘继军　许孟月

李　硕　时旭平　沈萃萃　张　冰

张小静　张定坤　郑志广　秦　爽

唐二云　常贵祥

总序 1

　　中医药学博大精深，具有独特的理论体系和疗效优势，是中国传统文化的瑰宝，也是打开中华文明宝库的钥匙，为中华民族的繁衍昌盛做出了不可磨灭的巨大贡献。当下，中医药发展正值天时地利人和的大好时机，"传承精华，守正创新"是中医药自身发展的要求，也是时代主题。党和国家高度重视中医药事业的发展，陆续出台了一系列扶持中医药传承工作的政策，以推动名老中医经验传承工作的开展。

　　河南地处中原，天地之中，人杰地灵。中原大地曾经孕育了医圣张仲景，时代变迁，医学进步。河南中医药大学第一附属医院经过近70年的发展，涌现出了一大批中医药大家、名家，这些名老中医几十年勤于临床，他们奉献了毕生心血，专心临床，服务人民。为更好地传承学习这些名家的学术思想，医院组织撰写了《当代名老中医临证精粹丛书》。该丛书汇集了河南中医药大学第一附属医院名老中医毕生宝贵经验，从临证心得、遣方用药、特色疗法等不同方面反映了老中医们的学术思想。他们之中很多人早已享誉医坛、造福一方，在省内乃至全国均有较大的影响。如国医大师李振华，全国名中医崔公让、丁樱，全国中医药高校教学名师赵文霞等，这些中医专家在内、外、妇、儿等疾病治疗和学术研究等方面均有很高建树。

该丛书内容丰富、实用，能为后来医者开阔思路、指明方向，为患者带来福音，对中医药事业的发展可谓是一件幸事。相信这套丛书的出版，一定会受到医者的青睐，各位名老中医的学术思想和临证经验一定会得到更好的继承和发扬。

　　整理名老中医的学术思想和临床经验并付梓出版，是中医药传承创新的最好体现，也是名老中医应有之责任和自我担当。值此盛世，党和国家大力支持，杏林中人奋发向上，定能使中医药事业推陈致新，繁荣昌盛，造福广大人民健康，是以为序。

中央文史研究馆馆员

中国工程院院士

中国中医科学院名誉院长

王永炎

2021 年 9 月

总序 2

名老中医是中医队伍中学术造诣深厚、临床技艺高超的群体，是将中医理论、前人经验与当今临床实践相结合的典范。对于名老中医学术思想和临证经验的传承和发扬，不仅是培养造就新一代名医，提高临床诊治水平的内在需求，也是传承创新发展中医药学术思想工作的重要内容，更是推动中医药历久弥新、学术常青的内在动力。我在天津中医药大学和中国中医科学院任职期间都将此事作为中医药学科建设和学术发展的重要内容进行重点规划和落实，出版了系列的专著。留下了几代名老中医殊为宝贵的临床经验和学术思想，以此告慰前辈而无愧。

河南地处中原，是华夏文明的发祥地，也是中医药文化发生、发展的渊薮。历史上河南名医辈出，为中医学的发展做出了重要贡献。南阳名医张仲景的《伤寒杂病论》及其所载经方，更是被历代医家奉为经典，历代研习者不计其数，正所谓"法崇仲景思常沛，医学长沙自有真"。此后，攻下宗师张从正、医学泰斗滑寿、食疗专家孟诜、伤寒学家郭雍、温病学家杨栗山、本草学家吴其濬等名医名家，皆出自于河南。据考，载于史册的河南名医有一千多人，流传后世的医学著作六百余部，这是河南中医的珍贵财富。

河南中医药大学第一附属医院始建于 1953 年，建院至今先后涌现出李振华、袁子震、吕承全、李秀林、李普、郑颉云、黄明志、张磊等一批全国知名的中医大家。医院历届领导均十分重视名老中医药专家的学术经验传承工作，一直投入足够的财力和人力在名老中医工作室的建设方面，为名老中医药专家学术继承工作铺路、搭桥，为名老中医培养继承人团队。医院近些年来乘势而上，奋发有为，软硬件大为改观，服务能力、科研水平及人才培养都取得令人瞩目的成绩。特别是坚持中医药特色和优势，在坚持传承精华，守正创新方面更是形成了自己的特色。集全院力量，下足大功力，所编著的《当代名老中医临证精粹丛书》的出版就是很好的例证。

该丛书内容详实、治学严谨，分别从医家小传、学术精华、临证精粹、弟子心悟等四个章节，全面反映了诸位名老中医精湛的医术和深厚的学术洞见，结集出版，将极大有益于启迪后学同道，故乐为之序。

中国工程院院士

天津中医药大学　名誉校长

中国中医科学院　名誉院长

2021 年 9 月于天津团泊湖畔

张伯礼

总序 3

　　欣闻河南中医药大学第一附属医院与中国中医药出版社联合组织策划编写的《当代名老中医临证精粹丛书》即将出版，内心十分高兴，入选此套丛书的专家均为全国老中医药专家学术经验继承工作指导老师，仔细算来这应该是国内为数不多的以医院出面组织编写的全国名老中医临证经验丛书，可见河南中医药大学第一附属医院对名老中医专家经验传承工作的高度重视。

　　河南是中华民族灿烂文化的重要发祥地，也是中医药文化的发源地、医圣张仲景的诞生地。自古以来就孕育培养了诸多中医名家，如张仲景、王怀隐、张子和等；也有很多经典中医名著流芳千古，如《黄帝内经》《伤寒杂病论》《太平圣惠方》《儒门事亲》等；中华人民共和国成立后，国家中医药管理局开展全国名老中医药专家学术经验继承指导工作及全国名老中医药专家工作室建设，更是培养出一大批优秀中医临床人才和深受百姓爱戴的知名医家。实践证明，全国老中医药专家学术经验继承工作是继承发扬中医药学，培养造就高层次中医临床人才和中药技术人才的重要途径，是实施中医药继续教育的重要形式。这项工作的开展，加速了中医药人才的培养，推进了中医药学术的研究、继承与发展。

　　作为河南中医药事业发展的排头兵，河南中医药大学第一附属医院汇集了众多知名医家。这套丛书收录了河南中医药大学第一附属医院名老中医的特色临证经验（其中除国医大师李振华教授、全国名老中医冯宪章教授仙逝外，其余均健在）。该丛书的前期组织策划和编写工作历时近两年，期间多次修订编纂，力求精心打造出一套内容详实，辨证精准，笔触细腻的中医临床经验总结书籍。相信通过这套丛书的出版一定能给广大中医工作者和中医爱好者带来巨大收益，同时也必将推进我省中医药学术的研究、继承与发展。有感于此，欣然为序。

最后奉诗一首：

中医一院不寻常，
诸位名师泛宝光。
继往开来成大统，
章章卷卷术精良。

国医大师　张磊

2021 年 10 月

丛书编写说明

河南中医药大学第一附属医院经过近70年栉风沐雨的发展，各方面建设都取得了长足的发展，特别是在国家中医药管理局开展全国名老中医药专家学术经验继承指导工作及全国名老中医药专家工作室建设工作以来，更是培养了一大批优秀的中医临床人才和深受百姓爱戴的知名专家，为了更好地总结、凝练、传承这些大家、名医的学术思想，展现近20年来我院在名老中医药传承工作中取得的成果，医院联合中国中医药出版社策划编撰了本套丛书。

该丛书囊括我院内、外、妇、儿等专业中医名家的临证经验，每位专家经验独立成册。每册按照医家小传、学术精华、临证精粹、弟子心悟等四个章节进行编写。其中"医家小传"涵盖了医家简介、成才之路；"学术精华"介绍名老中医药专家对中医的认识、各自的学术观点及自身的独特临证思想；"临证精粹"写出了名老中医药专家通过多年临床实践积累的丰富而宝贵的经验，如专病的临床诊疗特点、诊疗原则、用药特点、经验用方等；"弟子心悟"则从老中医们传承者的视角解读对名老中医专家中医临证经验、中医思维及临床诊疗用药的感悟，同时还有传承者自己的创新和发挥，充分体现了中医药传承创新发展的基本脉络。

本套丛书着重突出以下特点：①注重原汁原味的传承：

我们尽可能地收集能反映名老中医药专家成长、成才的真实一手材料，深刻体悟他们成长经历中蕴含的学习中医的心得，学术理论和临床实践特色形成的背景。②立体化、全方位展现名老中医学术思想：丛书从名老中医、继承者等不同角度展现名老中医专家最擅长疾病的诊疗，结合典型医案，系统、全面地展现名老中医药专家的学术思想和临证特色。

希望本套丛书的出版能够更好地传播我院全国名老中医专家毕生经验，全面展现他们的学术思想内涵，深入挖掘中医药宝库中的精华，为立志传承岐黄薪火的新一代医者提供宝贵的学习经验。为此，丛书编委会的各位专家本着严谨求实、保质保量的原则，集思广益，共同完成了本套丛书的编写，在此谨向各位名老中医专家及编者表示崇高的敬意和真诚的谢意！

丛书在编写的过程中，得到了王永炎院士、张伯礼院士、国医大师张磊教授等老前辈的指导和帮助，在此表示衷心的感谢和诚挚的敬意！

河南中医药大学第一附属医院

2021 年 8 月 30 日

本书前言

　　冯宪章，字彬堂，男，汉族。1935年出生于河南省长垣县恼里镇吴寨村，中国农工民主党党员。1962年于河南中医学院（现河南中医药大学）毕业，是河南中医学院（现河南中医药大学）的第一届毕业生，毕业后到河南中医药大学第一附属医院，从事中医外科的临床教学和科研工作，是河南中医药大学第一附属医院皮肤科的开创者和奠基者，第四批全国老中医药专家学术经验继承工作指导老师，硕士研究生导师。2016年11月因病去世，享年81岁。

　　冯老从事中西医结合治疗皮肤病的临床和科研工作50余年，在皮肤科常见病、多发病及一般外科疾病的临床诊疗中积累了丰富的临床经验，在理论上有自己的独到见解。本人是冯老的学术经验传承人，是冯宪章名医工作室的负责人，跟师学习10余年，冯老将多年整理的临床经验倾囊相授，毫无保留。后辈不才，虽努力精进，但总觉与冯老期望相距甚远，唯愿能通过此书的整理将冯老辨治皮肤病的学术思想展现一二，以此深切缅怀冯老。

　　本书内容丰富，理论与临床实践相结合，对常见、多发、难治性皮肤病具有一定的指导意义，可供中医皮肤科临床工作者、中医院校的学生参考学习。在本书的编写过程中，得到了河南中医药大学第一附属医院院领导、培训部和皮肤科各位同仁的大力支持，在此表示衷心感谢。由于我们总结和写作水平有限，不足之处在所难免，敬请诸君不吝赐教，提出宝贵意见以便修订完善。

宋群先

2021 年 10 月

目 录

第四章 弟子心悟

第一章

医家小传

　　冯宪章（1935—2016），字彬堂，男，汉族。1935 年出生于河南省长垣县恼里镇吴寨村，中国农工民主党党员。1962 年于河南中医学院（现河南中医药大学）毕业，毕业后分配到河南中医药大学第一附属医院，从事中医外科的临床教学和科研工作，并担任河南中医药大学第一附属医院皮肤科主任。河南省名老中医学术工作指导老师，第四批全国老中医药专家学术经验继承工作指导老师，硕士研究生导师，曾兼任河南省中医、中西医结合皮肤病分会总顾问，郑州市整形美容协会理事。2000 年赴日本参加日汉皮肤病经验交流会，会后成立日汉皮肤病研究组并任组长。自 1972 年起，冯宪章以中西医结合理论为指导，对银屑病、痤疮、脂溢性皮炎、斑秃、黄褐斑、荨麻疹、湿疹、红斑狼疮、皮肌炎、白塞病、过敏性紫癜、天疱疮、各种过敏性皮肤病等的病因病机及治疗进行了深入研究，多年来积累了丰富的临床经验，取得了较好的疗效。

一、出身寒门，励志学医

　　冯宪章于 1935 年 2 月 17 日出生在黄河滩东坝头西北的吴寨村。由于家庭贫困，父母不但要辛勤农耕，有时还要在黄河滩打渔补贴家用，就这样还是常常吃了上顿没下顿。冯宪章弟兄三人，哥哥和弟弟都上学了，家里还是没有让他上学的意思。当时本村有一位中医叫吴老春，因医术高超而家喻户晓，冯宪章对他既尊敬又羡慕，于是便在家一边劳动一边跟他学习。从那时起，冯宪章心中就依稀有了一个梦。

冯宪章清楚记得那一年端午节，他正在柳树上掏喜鹊蛋，无意间向村北一望，看见黄尘如云，滚滚而来。再定睛一看，原来是大批部队浩浩荡荡走过村头，前不见头后不见尾。忽然军号响起，声震长空，部队停下休息。一个身挎手枪的人对他说："小朋友，能不能到你家找点水喝？"他急忙跑到家，与母亲烧了一大桶开水给部队抬去。然后他又给部队找秫秸席休息，又去遛马。村里一位老人平时让国民党的部队欺负怕了，看到这个部队守纪律，就问："恁是哪里的部队？"那个身挎手枪的人说："我们是八路军，又回来了。"突然，村东黄河大堤响起一阵枪声，身挎手枪的人指挥一小部队迅速结束了战斗，大部队继续南进。临走时，那个身挎手枪的人骑上战马，微笑着向冯宪章摆手，"谢谢你，全国马上就要解放了，你要好好学习文化……"

这个情景在冯宪章脑海里定了格，他割草时躺在草地上望着天空，产生了无边无际的遐想。从那天起，他不再一心在黄河滩割草、喂牛、剁菜、喂猪，而是一而再、再而三地向爹娘要求上学。家中原本是留他在家种地的，看他突然提出上学，爹娘很是发愁。为了说服爹娘，他不吃不喝，一连数天只是睡觉。爹娘无奈，说："你们都走吧。"因为年龄大，他在哥哥带领下，背个凳子直接上了小学四年级。就这样，他起早贪黑，刻苦学习，插班学完了小学全部课程，又以优异成绩中学毕业。在学校他才知道，当年军队经过村头的那一幕，就是震惊世界的解放军刘邓大军过黄河挺进大别山。

拿到中学毕业证，他又有了一个新的想法——考大学。据村里的老寿星回忆，这个偏僻荒凉的村庄就没有上大学的，而他现在想上大学，谈何容易啊。很多人都劝他别考了，但是他依旧背着一个破被子、几个高粱面锅饼，步行一百多里地，到当时省会开封参加考试。老师让填写五个志愿，他填写了四个就没有什么可写的了，最后就跟别人一样胡乱写了河南中医学院。谁料"有意栽花花不开，无心插柳柳成荫"，他居然被河南中医学院录取了。

一开始，教师讲课他根本听不懂。他清楚地记得，当时听《黄帝内经》就像听天书一样，几天下来，头似乎都要炸了，甚至有种想退学的冲动。1个月后，学习有了些许眉目，但毕竟时间太短。一次，他和一个同学在医院值夜班，来了一个荨麻疹患者。他便给患者按摩，谁成想，他越是按，疹子出得越多，患者疼得嗷嗷直叫。这天上午他刚在课堂上学了六味地黄丸，就开在了处方上。老师知道后批评他们"不着边儿，真是胡闹"，并且告诉他们："医学是一件严肃的事情，患者将生命托付给我们，我们应该尽心尽责，努力钻研，有不懂的要及时问老师，而不是自己想当然去做。"听后，冯宪章自觉惭愧，这件事对他来说有很大的意义。日后每每想起，他都会感激当年老师的谆谆教导。

《圣经·路加福音》说："医生，先医好自己。"冯宪章渐渐明白，选择医学可能是偶然，但一旦选择了，就必须用一生的忠诚和热情去对待它。"夫医者，非仁爱之士不可托也；

非聪明理达，不可任也；非廉洁淳良，不可信也；是以古今用医，必选名姓之后，其德能仁恕博爱，其智能宣畅曲解。贯微达幽，不失细小，如此乃为良医。"他励志要像李时珍那样"身如逆流船，心如铁石坚。望父成儿志，至死不怕难"。经过几年的艰苦努力，他取得了大学文凭。在校期间，因为学习成绩好，各方面积极进步，他还担任了团委书记。毕业时学校决定让他留在校医院工作。事实证明，含辛茹苦的爹娘当初让三个儿子都上学是正确的，不仅冯宪章成了河南一代名医，而且哥哥冯宪文和弟弟冯宪芝也分别成为新中国第一代教师和第一代司法干警。兄弟三人都成为国家工作人员，这对于偏僻荒凉的黄河滩小村庄来说，是一件非常值得骄傲的事，全村的人一提起来都会对他们竖起大拇指。

二、支援老区，救死扶伤

明·王肯堂《灵兰要览·晓澜重定绪言》曰："欲济世而习医则是，欲谋利而习医则非。我若有疾，望医之救我者何如？我之父母子孙有疾，望医之相救者何如？易地以观，则利心自淡矣。利心淡，仁心现；仁心现，斯畏心生。"冯宪章牢记自己贫苦出身，不忘根本，热爱人民，喜欢基层，勤勤恳恳地工作，总想用自己的一技之长悬壶济世。尤其是支边支农，他更是满腔热忱。第一次下乡，他正在路上走，忽然听到田地里有哭声，走近一看，原来是一位妇女牙疼不止，围了许多人看，听说因为无钱医治，已经疼了很多天。于是冯宪章拿出银针给她扎上，仅半支烟的工夫，她的牙就不疼了，用劲咬牙也不疼，农民们暗暗称奇。生产大队长问："针上有麻药？""没有。"大队长反复摸脑袋，说："神了，讲讲，好好讲讲。"就这样，他被农民们留在村里办了一个为期七天的针灸学习班。这次经历对冯宪章来说是那样的新奇，他看到前途一片光明。

豫鲁皖三省交界的农村是革命老区，又是边穷地区，20世纪五六十年代，河南省多次组织省里名医下乡支农。冯宪章积极报名，多次来到这里。当地公社卫生院的一位老中医性格孤傲，看不起年轻医生。冯宪章来几天了，同在一个科室，老中医不跟他说一句话，也不让他接诊。冯宪章非常尊敬老中医，谦虚谨慎，一句话也不多说。一天傍晚，一个农民用木轮车推着一个深度昏迷的患者来到卫生院，一见到大夫，他跪下哭诉："大夫，救救俺爹吧……"老中医诊脉多时，眼睛滴溜一转，说出了第一句话："你看！"冯宪章仔细诊断后，开出处方，让老中医过目修改。老中医看后转身就走，走到院里高声说："下这么重的药，这不是给人看病，这是给牛看病！"

夜深了，老中医离开了，公社卫生院就剩下冯宪章一个人。他配了两公斤草药熬好，一勺一勺地喂患者喝。到了半夜，患者会哼哼了；又过了两个小时，患者会说话了；天亮了，患者能坐起来了。早上，老中医急切来敲门，看到冯宪章又在给患者喂药。患者稍作休息，连车子也没有坐，就跟着儿子稳稳当当走了。老中医很是纳闷，这个大学生胆子真大，于是就问他这是什么病？冯宪章回答道："急性发作的风湿性关节炎。"老中医眼睛瞪得很大，充满着疑惑和不解。

　　冯宪章支边支农不知道吃了多少苦，经历了多少艰辛和风险。一次，省里组织医疗队下乡，人员由河南医学院和河南中医学院的专家组成。在丛林莽莽的伏牛山深处，一天晚上，一位农民来到医疗队，说他的母亲病得很厉害，因为当地医生说已经去治疗多次了都治不好，所以都不愿意去。天越来越黑，还下起了小雨，冯宪章背起药箱，拿起红纸雨伞，翻越了三座大山，到了患者家。大娘处于昏迷状态，牙关紧闭，已经七天七夜水米未进，也没有一次大小便。家中放了一口新做的棺材，老大娘虽然还活着，可是儿女们已把孝衣给她穿上了。

　　冯宪章用汤勺把患者的嘴撬开，只见口中已经全黑了。他诊断后开了一副药。当地的一名兽医看了说："这药不敢下，一吃非出事不可！"老大娘的儿子哭诉说："既然跑了这么远的山路来了，就当作死人治，求您试试吧。"冯宪章用鼻饲的办法，给患者喂了一副药，稍做安排，患者家做的饭也顾不上吃，就踏上了返回的山路。当他爬上第二座山时，忽然看到前面有两盏绿幽幽的灯光，定睛一看，原来是一只一米多高的大饿狼拦道蹲坐，双眼恶狠狠地望着他。贪婪的狼不走，他拿着雨伞不敢动，就这样，他与狼在雨中对峙了一个多小时。待到东方欲晓，雨雾几尽，饿狼才一走一回头极不情愿地离开。冯宪章不知道如何翻过第三座山的，待到他回到医疗队驻地，见到同事的时候，不知不觉就昏倒了。

　　当天，大娘的儿子来了，谈了他母亲夜里的情况。冯宪章共开了五副药，服完第一副药，患者能睁开眼了；服完第二副药，就能说话了；第三副药后高热退了，第四副药服完，母亲能喝鸡蛋汤了；第五副药后，就能下床活动了。老大娘和她的儿女们不知怎样感激才好，他们敲锣打鼓地来到医疗队，送上了一个玻璃镶嵌的牌匾，上面写着"感谢毛主席，不忘共产党"。村里的老百姓也都纷纷称奇。当地的医生真诚地登门向冯宪章学习，讨教秘方。医疗队队长是个西医大夫，高兴地问冯宪章是怎么治好的，冯宪章轻松地说："中医不就是一些籽呀、草呀、花呀、叶呀。"这件事在伏牛山传颂了许多年。现在在冯宪章曾经居住的小屋里，还有很多不同时期的锦旗和奖品，每个奖品和纪念品都蕴含着一个故事或一段历史，让人倍感历史的凝重、世事的沉淀以及对他人生的理解。

三、仁心仁术，济世苍生

在黄河滩村里人的记忆中，冯宪章常年在省城医治患者，很少回到老家，正常情况下，每年一次。春节回到村里的时候天气冷，有病的人特别多，尤其是上年纪的老患者过年好像过关。所以，在村里就出现一个非常奇特的现象，春节时他家门口总有许多患者。只要他家门前有很多排队的患者，那就说明他回来了，这是一个标志，也像一棵消息树。这消息传得很快，不用几天，方圆几十里的老百姓都知道了。于是，母抱子、子背爹、妻搀夫、弟挽兄，自行车、毛驴车，甚至七八岁幼孙用架子车拉着耄耋之年的祖爷，走几十里路来了。只要冯宪章春节回家，年年如此。

有一年春节，冯宪章回村探家半路上就被患者家属截住了，央求他治病。患者重病在床，公社卫生院已经不给诊治了，医生让想吃点儿啥就买点儿啥。患者见到冯宪章泪如泉涌，从嗓子里透出一丝声音："我活不成了……"冯宪章诊断后，说："这病看起来可怕，实际上没事。"结果，3剂药吃过，患者身健如初。就这样，很多患者"围追堵截"，他半夜才回到家。冯宪章年迈的老母亲着急地说："上午就说你到村里了，咋才到家呀？"冯宪章无奈地笑笑说："走不动啊……"

随着岁月的流逝，冯宪章的内心世界慢慢为人知晓。从医五十多年，不知冯宪章为多少革命老区和家乡乡亲看过病，送走了多少人，又迎来了多少人。冯宪章有时独自一人站在黄河大堤上，面对滔滔河水一看就是好久，他虽然不是鲁迅，也不是郭沫若，没有弃医从文的想法，但心中有浓重的情怀。冯宪章一辈子没有换过单位和岗位，他最突出的贡献是为人民除疾祛痛，他最不喜欢的事情就是夸夸其谈。几十年来风雨如磐，他对农民和乡亲的感情，如大河奔流，绵绵不断。

四、清正廉洁，医患和谐

冯宪章多年临床验证治疗各种疑难杂症效果突出，深受全国同行好评。就是这样一位使杏林生辉的老专家，刚直不阿，清正廉洁，埋头工作，有时清白正直得令人无法理解。河南省委书记、省长等省领导不断找他看病，中央领导有时也派专机接他看病，他都心如止水。医院的党委书记、院长，好几任都是他的学生，但他从不提个人和家庭的私事，这些学生主动询问生活有什么困难，冯宪章一笑了之，什么事情也不说。按政策规定，他的妻子和孩子早十几年就该进城了，冯宪章就是不找领导申请。无奈，还是子女们跑到郑州办了户口迁移手续。单位分家属房，他推让了几十年，最后孩子们硬是集资把房子买了下来，而他仍然住在 20 世纪 50 年代盖的小屋里甘尝清苦。单位安排家属子女就业，冯宪章没有写过一份申请，四个儿女三个自谋职业。冯宪章退休时，不知道有多少人重金聘请他，也有许多人出资让他办私人诊所，冯宪章不为所动。医院领导一句话，他就到了由单位专家组成的"国医堂"上了班。冯宪章是一个不爱给组织和别人添麻烦的人，他认为为私事向公家伸手是可耻的。

目前的医生和患者之间缺乏良好的沟通，缺乏基本的信任，这中间包括医护人员未很好地履行告知照顾义务，也有部分患者无事生非，故意闹事。这种不和谐的医患关系正在严重冲击医疗服务体系，成为社会不和谐的因素之一。冯宪章认为作为一名医生，要和患者进行很好的沟通，要照顾和保护患者，不仅要有良好的政治素质、心理素质，而且要有过硬的专业素质、高尚的人文素质。只有这样才能获得患者的信任，取得理想的疗效，构建和谐的医患关系。

五、大医精诚，贡献余热

唐·孙思邈道："大医精诚。"宋·刘昉道："业医者，活人之心不可无，而自私之心不可有。"一路走来，经过不懈的努力和奋斗，冯宪章成为闻名神州、誉满中原的医学专家。在百度上输入他的名字，在许多重名的人中，第一个介绍的就是他。《健康中国》这样评价冯宪章："从事中医皮肤科临床教学科研工作，经验丰富。立足于皮损在外必内治，皮损与气血脏腑，六淫辨证相结合，治病必求本的原则。"

　　冯宪章门诊每个上午看几十位患者，有时下午两点还吃不了饭，但他从不抱怨。看到有的患者从外地赶来，挂的是自己的号，总是看完再吃饭。2011年的一天，他工作时突然晕倒了。诊断结果：心肌梗死和脑溢血。在他病倒的那天上午，挂他号的患者有50多人。他病倒后，医院立即成立了抢救小组，院长亲任组长，调来了全省最好的专家。抢救室外站满了闻讯赶来的同事与患者。三天后他从昏迷中醒来，睁开眼睛就问："我这几天不上班，患者来了怎么办？"护士轻声劝他不要讲话。由于病情严重，他被转到北京安贞医院做了心脏搭桥手术。出院后，冯宪章又上班了。他用颤抖的声音说："公家可是花了一二十万呐！"护士关心地说："冯老师，您每天看那么多患者，多累呀，该好好休息了。"冯宪章语重心长地对护士说自己的安危轻于鸿毛，患者健康重于泰山。医院领导给他规定，每个星期只上三个半天班，每次不能超过15个患者。但他诊室前依然门庭若市，看病的队伍排得很长。我国20世纪50年代盖的筒子楼，现在所剩无几，冯宪章一直住在那里，他说喜欢安静，喜欢旧房子的氛围。他每天步行上下班，屋里摆满了医学书籍。闲暇之际，他会画上几朵傲雪凌霜的梅花、几株高风亮节的墨竹，书写几幅行云流水般的行草。这就是把毕生精力都献给祖国中医事业的冯宪章生活的真实写照，也是对我国老中医专家光辉形象的最好诠释吧！

六、成就和荣誉

冯宪章于 1959 年 9 月～ 1962 年 8 月在河南中医学院学习，经过 3 年的刻苦学习，毕业后因成绩优异被留校分配到河南中医学院第一附属医院工作。1988 年 6 月被聘为河南中医学院第一附属医院外二科副主任，皮肤科副主任。连续几年被评为河南中医学院第一附属医院先进工作者、"三育人"先进个人，以《中西医联合治疗体癣、股癣的临床和实验研究》获得河南省科学技术进步奖三等奖，两篇"消癣气雾剂"相关论文被收入黄河中医与国际学术研讨会的论文集。1988 年 12 月 10 日"消癣气雾剂"获河南省科学技术进步奖二等奖。1993 年被河南仲景保健药业有限公司聘为技术顾问。1994 年被聘为郑州私立西京学院中医系顾问，并任河南中医学院第一附属医院中医皮肤科副主任，同年退休被安排到医院的国医堂工作。2003 年 11 月去日本参加日汉治疗皮肤病研讨会，成立中日皮肤病研究组并担任组长。2005 年被聘为河南中医学院第一附属医院名老中医学术经验继承工作指导老师。2006 年被聘为河南省中医、中西医结合皮肤病分会技术顾问和专业顾问。2009 年 8 月被聘为第四批全国老中医药专家学术经验继承工作指导老师，硕士研究生导师，2010 年河南省中医管理局在平顶山市鲁山县召开第四批全国老中医专家学术经验继承工作交流会，冯宪章应邀参加并在大会上做了题为"中医治疗红斑狼疮的经验体会"的报告。2013 年 4 月，被评为全国名老中医、中医药专家学术经验继承指导老师。2014年9月，经国家中医药管理局批准成立了第五批名医工作室——冯宪章名医工作室。2016年11月，因突发心脏病于郑州逝世。

第二章

学术精华

一、中西合璧，继承创新

冯宪章具有非常扎实的中医理论基础和西医临床功底，从事临床工作50多年来，一直坚持走中西医结合的道路。在临床实践中能够在准确辨证的基础上把握疾病的关键，全面掌握药物的性味主治以及现代药理研究，根据实际情况随证化裁，灵活运用。如在临床实践中发现丁香治疗足癣效果不错，然后他就运用现代药理学方法对丁香进行研究，发现其确实有抗真菌的作用，于是冯宪章就以丁香为主药做成了"消癣气雾剂"用于治疗手足癣，取得了很好的疗效。

二、中西互参，辨证审因

在临床实践中，冯宪章采用西医辨病与中医辨证治疗相结合的方法。首先采用西医学诊断技术的优势明确诊断，进而运用中医理论辨证分型。例如对银屑病患者，根据病史、病理和临床表现将其分为进行期、静止期和消退期，中医辨证分为血热型、血燥型、血瘀型。银屑病的病理表现为表皮角化不全，真皮层毛细血管迂曲扩张达真皮乳头层，故冯宪章在银屑病急性期禁用活血化瘀类中药以免加重病情，用一些抗癌类中药如喜树果来抑制表皮细胞的过度分化。

其次中医辨证与西医辨病相结合，针对不同的疾病使用有针对性的药物。如带状疱疹是由水痘－带状疱疹病毒感染而引起的神经损伤，故冯宪章在治疗时根据中医的辨证论治，适当加用马齿苋、板蓝根、紫草、薏苡仁以清热解毒，这些药物经现代药理学证实具有抗病毒的作用。又如皮肌炎临床表现为紫红色浸润性红斑、皮肤肿胀、肌肉疼痛、肌无力，皮肤病理表现为真皮层细胞间有黏蛋白沉积，冯宪章治疗时在中医辨证论治的基础上加丹参、红花、丝瓜络、鸡血藤等活血化瘀药以活血、化瘀、消斑，现代药理研究证实这些药物具有改善循环，促进真皮层黏蛋白吸收的作用。

再次，异病同治，同病异治。如带状疱疹、湿疹、药物性皮炎等可用龙胆泻肝汤来治疗。带状疱疹急性期用龙胆泻肝汤，后期可用血府逐瘀汤。所以我们只有将中西医融会贯通，将二者有机地结合起来，才能正确地认识疾病，抓住疾病的本质，解决好主要矛盾，在临床实践中才会收到较好的疗效。

三、整体治疗，诸法合用

中医学认为，人体是一个有机的对立统一的整体，人体的生命活动需要人与自然及人体各脏腑组织之间保持相互联系、相互影响、相互制约、相对平衡。冯宪章问道岐黄，研习经典，学贯古今，他认为皮肤病虽然表现在外，但与机体内在的脏腑、气血、阴阳等有着密切的关系。古人云"有诸内必形诸外"。冯宪章认为皮肤病的辨证不能仅局限于皮肤病的皮损辨证，而是应该注重整体观、时间医学、气象医学等，运用八纲辨证、脏腑辨证、三焦辨证、卫气营血辨证与皮肤辨证相结合的方法进行辨证论治，同时结合患者的体质禀赋、生活习惯、心理情志、社会因素等，综合分析、整体治疗，诸法合用，才能清除病因、截断疾病传变之势，纠正阴阳失衡之态，使气血阴阳恢复平衡，疾病乃治。

冯宪章运用八纲辨证治疗皮肤病，认为凡急性期、泛发型、瘙痒和疼痛剧烈、病情重、变化快的皮肤病，多伴有口干，心烦，大便干，小便黄，皮损颜色鲜红、肿胀，舌质红，苔黄白腻，脉洪数或滑数等，此多属阳证、表证、热证、实证。反之，一般慢性病、皮损干燥、脱屑、肥厚、皮损颜色暗、自觉症状轻微、病程长、反复发作的皮肤病，多伴有四肢乏力，便溏，腹泻，畏寒怕冷，口淡，不思饮食，舌质淡、边有齿痕，苔白滑等，多属阴证、里证、寒证、虚证。

冯宪章在治疗银屑病中尤其擅长运用卫气营血辨证。银屑病中医称为"白疕"，是一种临床常见的慢性皮肤病，因其缺乏特效的治疗药物而成为全世界皮肤科重点防治的疾病之一。冯宪章针对银屑病的不同病期提出"凉血、解毒、养阴、活血"等治法，他认为血热是银屑病的根本病机，而血热的形成又有多种因素，如七情内伤、气机壅滞、郁久化火、心火亢盛、热毒伏于营血，或饮食失节、过食腥发动风之物、脾胃不和、气机不畅、郁久化热、复受风热毒邪而发病。热壅血络则发红斑；风热燥盛，肌肤失养则皮疹脱屑，色白而痒；病久阴血内耗，夺津灼液，则血枯燥而难荣于外；气血失和，经脉阻隔则肌肤失养；若血热炽盛，毒邪外袭，蒸灼皮肤，气血两燔，则郁火流窜，积滞肌肤，形成红皮。

冯宪章认为银屑病进行期宜凉血解毒。进行期银屑病皮疹以丘疹、斑丘疹为主，新疹不断出现，基底皮肤颜色鲜红，

刮去鳞屑见点状出血，有同形反应，可有不同程度瘙痒，伴
咽痛、口渴、便干、尿黄、舌红、苔黄、脉数等。冯宪章认
为此症是疾病的初发阶段，毒邪偏盛，充斥气营，波及血分，
因此治疗应以清气分之热为主，兼清营凉血，故以大剂清热
解毒与凉血之品并用，常用消银 1 号（常用药物为土茯苓、
板蓝根、大青叶、鱼腥草、白花蛇舌草、生地黄、牡丹皮、
赤芍、生槐花、紫草、羚羊角粉、水牛角丝、虎杖等）。静止
期宜活血凉血，该期皮疹病程较长，皮损局限，相互融合成
斑块，厚浸润，似皮革状或苔藓状，覆有较厚鳞屑，经久不
退。若皮损厚硬皲裂，可伴有疼痛，舌质暗红或有瘀斑、瘀
点，脉涩或细涩。现代研究认为此型患者血液黏稠度高，红
细胞变形能力下降，真皮毛细血管扭曲，血管通透性增强。
皮损浸润肥厚，颜色暗红，舌质紫暗为其辨证要点。治疗上
宜凉血活血，解毒通络。常用方药为消银 2 号（常用药物有
生地黄、牡丹皮、丹参、当归、鸡血藤、夏枯草、红花、土
茯苓、白花蛇舌草、半枝莲、赤芍等）。消退期宜凉血养阴，
该期银屑病皮疹变薄，颜色转淡，鳞屑干燥，同时伴有皮疹
夜间瘙痒，五心烦热，舌质瘦红或淡红，少苔，脉细数。冯
宪章认为银屑病病程迁延，常历经数十年而不愈，反复发作
则耗气伤阴，而以阴血亏虚为著。他强调此乃血虚生风，肌
肤失养所致，因此在治疗上强调滋阴养血、凉血清热。方选
消银 3 号（常用药物有生当归、丹参、鸡血藤、生地黄、石
斛、麦冬、玄参、南沙参、北沙参、白茅根、白花蛇舌草、
土茯苓等）。

冯宪章强调，银屑病是皮肤科顽症，饮食调护相当重要。

一般医生认为，银屑病患者应当严格忌口，但是银屑病患者大量脱屑，很容易造成低蛋白血症。若一味强调忌口，会导致蛋白质摄入不足，更不利于疾病的治疗。冯宪章认为一些辛辣之物只对血热证患者不利，因此强调银屑病患者应忌酒及羊肉，其他食物则因人而异，另外应起居有时，劳逸适度，否则耗气伤血，疾病容易复发，还应积极锻炼身体，预防感冒，保持心胸宽广，开朗豁达，避免精神刺激。

冯宪章临床注重脏腑辨证，认为急性泛发性、带有热象的皮肤病多属于心肝火旺或肝胆湿热，如急性湿疹、药疹、带状疱疹、各种皮炎急性期多属于此类；一些色素性皮肤病如黄褐斑、黑变病和斑秃等多属于肝肾不足；痤疮、粉刺多属于肺胃实热；慢性皮肤病的后期，出现皮肤粗糙肥厚、干燥脱屑、四肢无力，如天疱疮、慢性湿疹、红斑狼疮等，多属于脾气虚弱、肝肾阴虚、血虚风燥；发生于下肢的皮肤病如丹毒、结节性红斑多属于脾湿不运、湿热下注；出血性皮肤病多属于血热或脾不统血；急性瘙痒性皮肤病如荨麻疹、皮炎等多与肺胃有热、肺脾气虚有关。

冯宪章临床擅长皮肤病的皮损辨证和自觉症状的辨证。他认为红斑压之褪色为气分有热，压之不褪色为邪在血分，颜色鲜红为血热，颜色暗红为血瘀；色素沉着斑为气滞血瘀或肝肾不足；色素减退斑为气血亏虚，外受风邪。红色丘疹多属于心火旺盛，热毒炽盛；血痂性丘疹为血分热盛；红色丘疹表面有鳞屑为血热风燥；慢性苔藓样丘疹多属脾气虚弱，气血亏虚；红色风团为风热，白色风团为风寒。红色结节为血热，紫色结节为血瘀，非炎性皮色不变的结节多为寒湿凝滞或痰核流注。水疱多属于湿热或热毒，多见于湿疹、天疱疮、疱疹样皮炎、带状疱疹等。脓疱多因湿热或热毒炽盛所致。鳞屑急性病后见之多属于余热未清，热毒伤阴；慢性病后见之多属于血虚风燥，皮肤失去濡养所致。糜烂多属于湿热所致，溃疡红肿热痛多属于毒热。慢性溃疡，创面肉芽晦暗，多属于气血亏虚或寒湿。脓痂多属于热毒未清，血痂多属于血热伤络，滋痂为湿热所致，搔痕多为风盛或内热所致，皲裂和苔藓样变多为血虚风燥，肌肤失养。

皮肤病的自觉症状主要包括瘙痒、疼痛和麻木等，冯宪章认为瘙痒由风、湿、热、虫毒和血虚等因素引起，风瘙痒特点为发病急，游走不定，时隐时现，遍身作痒，时作时休。湿痒特点为皮疹糜烂渗出，病情缠绵难愈。热痒的特点为皮损潮红肿胀，皮损灼热，舌质红，苔黄，脉滑数。虫痒特点为奇痒难忍，痒如虫行，遇热或夜间加重。血虚痒特点为皮肤干燥脱屑或苔藓样变，舌质淡，脉沉细。疼痛在皮肤病自觉症状中，多由于寒邪、热邪、痰凝或血瘀所致。寒证疼痛表现为局部青紫，疼痛遇寒加重，得温则减；热证疼痛表现为局部红肿、灼热，遇热加重，得寒则减；痰凝血瘀疼痛表现为局部痰核结节或瘀斑，疼痛部位固定不移；气滞疼痛表现为疼痛游走不定；虚证疼痛多表现为喜温喜按。麻木多为气血运行不畅，经络阻隔，阻塞不通，或气血亏虚，经络失养。

四、内外结合，标本兼治

皮肤病的病变部位多在皮肤和黏膜，但皮肤病是人体全身疾病在皮肤上的表现，许多全身性疾病可反应在皮肤上，如红斑狼疮、糖尿病引起的皮肤瘙痒、副肿瘤性天疱疮等，皮肤的局部刺激也可引起全身性病变。因此，中医治疗皮肤病强调"治外必本诸内"，局部与整体并重，内治与外治相结合。不同的皮肤病，皮损情况不同，外治法也不同，冯宪章认为皮肤病的外治法可以用一句话来概括——湿对湿，干对干，不干不湿用油剂。对于一些急性皮肤病，渗出较多或脓性分泌物较多的皮损，可以用溶液、洗剂，如复方黄柏液、三黄洗剂，或用苦参、黄柏、马齿苋、蒲公英等煎成药汁冷湿敷、溻渍、熏洗、药浴、涂搽等。对于一些慢性皮肤病具有结痂、皲裂、苔藓样变等皮损，用黄连紫草膏、皮肤净软膏、黑豆油膏、硫黄膏等；对于亚急性皮疹可以用油剂，如蛋黄油、紫草油、青黛油、香油等以起到滋润皮肤、解毒收敛、止痒生肌的作用。冯宪章提示在使用外用药时需要注意以下几点：根据病情阶段用药，注意控制皮肤感染，用药宜先温和后强烈，先用性质比较温和的药物，尤其是儿童和女性、面部、阴部皮肤慎用刺激性强的药物。用药浓度宜先低后高，先用低浓度制剂，根据病情需要再提高浓度，同时要注意过敏反应，外用药膏后禁用热水、肥皂、盐水刺激皮肤。

治标与治本的论述最早见于《黄帝内经》，用来分析探讨疾病发展过程中主要矛盾和次要矛盾，以及矛盾的主要方面和次要方面的关系。换而言之，标本是指疾病的主次本末和病情轻重缓急的情况，标本治法的临床运用一般是"治病必求于本"，但在某些情况下，标病甚急，如不及时解决，可危及患者生命或影响治疗，则应采取"急则治其标，缓则治其本"的法则，若标本并重，则应标本同治。

冯宪章在临床实践中能够很好地权衡疾病的标本缓急，做到急治标、缓治本、标本同治。例如在治疗红斑狼疮时，他认为红斑狼疮是本虚标实的疾病，肾阴亏虚，阴虚火旺是本病之本，临床表现为五心烦热、失眠多梦、关节疼痛、四肢无力、脱发、月经不调、心悸不安、舌红少苔、脉细数等，这些症状贯穿疾病的始终。而在疾病的某个阶段，热毒炽盛为本病之标，故在治疗时根据患者不同病情、不同阶段的特点，采取标本兼治，扶正为主，在疾病的急性期采取急则治其标的原则，也不忘扶正固本。

五、中西合用，增效减毒

冯宪章认为皮肤病的治疗有时单靠中医或单靠西医治疗效果不理想，只有中西医结合才会取得更好的疗效。例如中西医结合治疗红斑狼疮、皮肌炎、白塞病、寻常型天疱疮等自身免疫性皮肤病，在急性期应首选糖皮质激素，尽快控制病情以免进一步恶化，此时单用中药治疗是不理想的，急性期病情控制后，患者体力消耗，正气亏虚，出现阴虚火旺、气阴两伤、气血瘀滞等证型，就应及时采用扶正祛邪、益气养阴、活血通络解毒的中药，减少激素所引起的副作用和不良反应，逐步减少激素的用量，甚至可以停用激素，使机体得以恢复。又如一些比较重的顽固性银屑病患者，我们可以选用阿维A胶囊进行治疗，但阿维A胶囊具有肝损伤、皮肤干燥、瘙痒、致胎儿畸形等副作用，一些患者因无法耐受而被迫停药。对于这种情况，冯宪章会给予一些滋阴、润肤、止痒类的中药，如麦冬、花粉、石斛、女贞子、白蒺藜等药物来减轻阿维A胶囊的副作用和不良反应，中西药合用，起到增效减毒的作用。

六、治养结合，长期疗效

治疗与预防在皮肤病的诊疗中同等重要，二者缺一不可。预防指的是未病先防，治疗指的是既病防变。《黄帝内经》最早提出了"治未病"思想，"治未病"是中医防治疾病的理论核心，其内涵的实质是采取有效的措施，预防疾病的发生与发展，避免和减轻疾病对人体的危害，进而保持健康和提高生活质量，使整个医学体系和医疗工作由"治病医学"向"健康医学"转变，其基本理论内涵就是"未病先防""已病早治""既病防变""愈后防复""择时防发"。未病先防指未病之前先要预防，主要针对的是健康状态和亚健康状态。由于影响健康的因素是多种多样的，所以预防也必须从多方面入手，不仅包括对各种疾病的预防，而且要注重心理情绪的调摄、思想品德的培养、生活质量的调整。既病防变指有病早发现、早治疗，以防病情加重，主要针对的是已病早期状态。愈后防复指局部痊愈后预防复发。六淫、七情、饮食、劳倦是病情复发的常见原因。医学经典称之为食复、劳复、感邪再发等。可见，在疾病初愈时药物的巩固治疗、饮食的调养、情志的调摄、防御外邪的侵袭、劳逸的适度、体质的增强对防止疾病的复发会起到积极作用。

根据中医学"天人合一""春夏养阳、秋冬养阴"的理论，按时令、地域、人体禀赋不同进行调理，先时治疗，防止复发均具有良好的效果。冯宪章能够很好地运用"治未病"的学术思想，将治疗与预防相结合，收到很好的效果。例如对于银屑病患者，冯宪章会嘱咐患者每年春季和秋季服用中药，以预防疾病的复发，同时忌食辣椒、牛羊肉等腥发之品，要求患者注意生活规律、劳逸结合、心情舒畅、避风寒等，这些可以有效防止复发，使一些银屑病患者痊愈后三到五年，甚至十几年未复发。

第三章

临证精粹

第一节　专病论治

一、过敏性紫癜

过敏性紫癜是临床常见病，是一种变应性毛细血管及细小动脉的炎症，其特点为皮肤、黏膜出现瘀点，或伴有关节、腹部及肾脏症状。

（一）病因病机

冯宪章认为本病属于《医宗金鉴》中所描述的"葡萄疫"范畴，其病因病机可用"毒、瘀、虚"三个字概括。西医学认为上呼吸道感染、药物、食物、虫咬或其他变应原等因素与本病的发生有一定关系。中医学认为，以上因素属风热毒邪，毒热内传，则灼伤血络，迫血妄行，发于肌肤则为瘀点、瘀斑，发于关节则肿痛，发于肠胃而为腹痛、黑便，发于肾则为血尿、蛋白尿。血不循经，溢于脉外，离经之血便是瘀血，瘀血既是病之果，也是病之因，常可加重其他脏器及组织的损伤。西医学认为，过敏性紫癜在病理变化上主要为真皮毛细血管及小动脉无菌性炎症改变，血管壁有灶样坏死与血小板血栓形成，胃肠黏膜及关节腔内亦有类似的病理改变，这与中医学离经之血不能及时排除消散，而停滞于经脉或器官的瘀血形成过程极为相似。故冯宪章认为"热毒"和"瘀血"为本病的主要病因病机。西医学认为，本病是变态反应导致的小血管炎，所以常用免疫抑制剂及糖皮质激素来治疗，收效迅速，但是停药或减量过程中复发较多，为控制复发，往往再次增加激素或免疫抑制剂用量。中医认为此类药物皆能损伤正气，导致正气不足，摄血无力，血溢脉外而发生紫癜，此即所谓"虚"。

（二）辨证论治

1. 血热型

证候特点：此型常见于初发或服激素及免疫抑制剂时间较短者，发病急，发病前常有上呼吸道感染史及服用药物和某些过敏食物史，继则四肢伸侧和臀部出现广泛出血，紫癜如针尖或片状，或腹痛、关节痛，全身症状少或无，舌质红或正常，苔薄黄，脉数或正常。

治法：清热解毒，凉血止血。

基础方药：赵氏凉血五根汤加味。

金银花15g，连翘30g，大青叶15g，竹茹10g，白茅根30g，紫草30g，茜草15g，板蓝根30g，天花粉15g，牡丹皮15g，甘草20g。

加减：腹痛加生白芍30g；关节痛加忍冬藤60g；血尿加小蓟15g，藕节15g；咽痛加牛蒡子15g，山豆根6g；纳呆、便溏加苍术15g，砂仁6g，白芷5g；口干苔少等阴虚症状加旱莲草 15g，生地黄 30g。

2. 脾虚型

证候特点：此型多见于用免疫抑制剂及激素患者。病情反复发作，除紫癜外，常伴有面色苍白或萎黄，精神不振，纳呆便溏，少气懒言，舌质淡，苔薄白润，脉细弱。

治法：健脾益气，摄血化瘀。

基础方药：四君子汤加味。

黄芪 30g，党参 20g，生白术 10g，茯苓 30g，炙甘草 10g，三七 3g（冲），陈皮 6g，仙鹤草 50g，茜草 15g，牡丹皮 15g。

冯宪章认为过敏性紫癜初发者皆为血热所致，至于有些患者在初发时有纳呆、便溏、脉细弱等一系列脾虚症状，或有舌质红、苔少、口干等一系列阴虚火旺症状，应考虑病为标，体质为本。此二者乃素体脾虚或阴虚，本虚标实，在清热解毒、凉血止血的基础上酌加健脾益气或养阴之品即可，不可一见舌脉属脾虚即用大剂补益之品，或一见舌脉属阴虚即投大剂滋阴之品，而犯"虚虚实实"之诫。至于脾虚型见于久用激素或免疫抑制剂而反复发作者，在补气摄血的基础上常加用凉血止血化瘀之品，恐其血中有余热，出现"灰中有火，死灰复燃"。关于出血证，《血证论》中言："止血为第一要法，化瘀为第二法。"故方中多选茜草、牡丹皮、藕节、紫草、三七等止血不留瘀之品，根据过敏性紫癜的不同病理阶段，分别选用偏温、偏凉之品。

二、带状疱疹

带状疱疹是由水痘－带状疱疹病毒引起的，累及皮肤及神经的皮肤病。患者初次感染水痘－带状疱疹病毒后，在临床上表现为水痘或者呈隐性感染，病毒可以一直潜伏于脊髓后根神经节的神经元中，在各种诱因刺激下再活动，生长繁殖，从而使受侵犯的神经节发炎或坏死，产生神经痛，病毒可沿着周围神经纤维移动到皮肤，产生带状疱疹所特有的节段性疱疹，好发于肋间神经、颈部神经、三叉神经及腰骶部神经。

（一）病因病机

冯宪章总结各家观点认为本病属于本虚标实，可用五个字概括带状疱疹的病因病机，即虚、瘀、湿、热、毒。患者隐性感染期类似于温病"伏邪"。临床发现本病多发于中老年人，其人多体虚，《素问·阴阳应象大论》云："年四十而阴气自半也，起居衰矣。"同时各种感染、恶性肿瘤、细胞毒性药、免疫抑制剂、过度劳累等因素皆能耗人正气，加之调摄失宜，忧思伤脾，郁怒伤肝，耗伤心血肝阴，正气虚弱，正不胜邪，诱发伏邪而发病。《外科证治全书》认为本病生于腰肋间，属于肝胆风热，胁肋属肝胆经循行部位，表明带状疱疹的发生与肝胆关系密切。情志不舒，肝失条达，胆火不降，气机郁滞，郁久化火，熏灼肌肤，忧思伤脾，过劳耗气，脾气虚弱，湿浊内生。肝木乘脾，土虚不能养木，互为因果。

湿浊与肝火诱发潜伏毒邪，三者搏结，阻遏经络，气血不通则痛甚，泛滥肌肤诱发为水疱。

（二）辨证论治

1. 热盛型

证候特点：发病急，病程短，皮损基底色红，剧烈疼痛，影响睡眠，心烦易怒，口干口苦，舌质红，苔黄，脉弦数。

治法：清肝泄热，凉血解毒，活血止痛。

基础方药：龙胆泻肝丸合金铃子散加减。

龙胆草 6g，黄芩 10g，栀子 10g，甘草 10g，柴胡 10g，川楝子 6g，香附 10g，延胡索 30g，牡丹皮 10g，赤芍 10g，大青叶 15g，紫草 30g，板蓝根 30g，生地黄 20g。

2. 湿毒型

证候特点：病程迁延，皮损基底淡红，多见于年老体虚患者，疱壁松弛，疱疹炎症较轻，疱内有浑浊液体，易于溃破，糜烂浸淫，伴纳呆腹胀，身重乏力，便溏，舌体胖，苔白腻，脉濡。

治法：健脾祛湿，清热解毒，活血止痛。

基础方药：参苓白术散合茵陈蒿汤加减。

党参 20g，茯苓 30g，白扁豆 20g，白术 10g，苍术 10g，薏苡仁 30g，甘草 10g，川芎 10g，王不留行 30g，蒲公英 30g，茵陈 30g，栀子 10g，大黄 10g，香附 10g，延胡索 30g，大青叶 15g。

3.气滞血瘀型

证候特点：多见于老年人，疱疹消退后局部刺痛或隐痛麻木，常伴心烦，夜寐不安，舌质暗红，苔薄白，脉弦细，此为"不通则痛"。

治法：疏肝理气，活血止痛。

基础方药：四逆散合桃红四物汤。

柴胡10g，生白芍30g，甘草10g，枳壳10g，桃仁10g，红花10g，当归10g，生地黄20g，川芎10g，延胡索30g，香附10g，白蒺藜15g，全蝎3g（冲），蜈蚣1条（冲）。

4.气虚血瘀型

证候特点：此型较少见，多见于久病不愈，身体消瘦，极度虚弱之老年人，皮损消退后局部刺痛不休，伴面色无华，气短乏力，动则汗出，舌质淡红，苔薄白润，脉细弱，此为"不荣则痛"。

治法：大补气血，通络止痛。

基础方药：十全大补汤加减。

黄芪20g，党参15g，当归15g，川芎10g，白芍30g，生地黄15g，白术10g，茯苓15g，延胡索30g，甘草10g。

（三）外治

以上各型皆可用王不留行研末加少许薄荷脑，麻油调敷患处。

虽然带状疱疹各证型间证候有异，但气血不通，经络阻隔是其共同的病理基础，疼痛是带状疱疹患者最痛苦的症状，也是治疗过程中最棘手的问题。带状疱疹为自限性疾病，一般 2～4 周疱疹即可自行消退。故冯宪章认为不应以疱疹是否消退与消退时间的长短作为判定治疗有效与否的依据，应以疼痛消失时间长短以及是否遗留神经痛作为疗效评判标准。所以活血化瘀、通络止痛贯穿带状疱疹治疗的始终，是本病的关键治法，也是治疗带状疱疹后遗神经痛的关键。发病初期，在常规治疗基础上加入理气活血之品，可防患于未然，消灭疼痛于无形之中，此所谓"不治已病治未病"。治疗此类疼痛，冯宪章常用以下药对：①香附配延胡索，香附为气中血药，延胡索为血中气药，二者相伍，行气活血，走而不守，主治一身上下之痛。②芍药配甘草，即芍药甘草汤，有养血柔肝、缓急止痛作用，其要点在于重用白芍，至少 30g 以上方能显效。③病情重者加用全蝎、蜈蚣等虫类药物，以加强通络止痛作用，其要点在于虫类药要研粉冲服，勿入煎剂，方能发挥作用。④赤芍配牡丹皮，以凉血、祛瘀、止痛。⑤桃仁配红花，以祛瘀、活血、止痛。⑥川芎配王不留行，以活血、利水、止痛。活血理气日久可耗气伤阴，冯宪章常酌加太子参、黄精等益气养阴之品，活血理气而不伤正，正气不伤又可更好地发挥活血理气药的治疗作用。外用王不留行、薄荷脑活血通络，辛香走窜而止痛。只要辨证正确，遣方用药精当，通其不通，疼痛症状可在短期内缓解。

三、斑秃

斑秃是皮肤科常见病，指头皮毛发骤然发生斑片状脱落。其重者头发可全部脱落，称为全秃，更严重者全身毛发均可脱落，称为普脱。本病虽不危及生命，但失治误治不仅影响容貌，且给患者精神带来极大压力。

（一）病因病机

本病的发生主要是与肝、肾、脾、肺四脏功能失调有关。毛发生长的营养和动力直接来源于肾精与肝血，肝藏血，发为血之余，肾藏精，其华在发，且乙癸同源，精血互化。肾精与肝血充足则头发光泽，肝肾亏损是引起本病的主要原因，《素问·上古天真论》云："女子七岁，肾气盛，齿更发长……丈夫八岁，肾气实，发长齿更。"张景岳注："女至七岁，肾气稍盛，肾主骨，齿者骨之余，故齿更，肾为藏精之脏，发者血之余，故发长。"脾胃为后天之本、气血生化之源，毛发生长的营养，间接来自脾胃化生的水谷精微，脾胃功能的正常与否除影响五脏六腑的功能外，还会影响头发的光泽、荣枯、生长与脱落。另外，肺主一身之气，为生气之源，肺在体合皮，其华在毛，卫气通过肺的宣发而发挥其"温分肉，充皮肤，肥腠理，司开阖"之功。《素问·经脉别论》云："食气入胃，浊气归心，淫精于脉，脉气流经，经气归于肺，肺朝百脉，输精于皮毛。"肺气充足宣发有力，布化正常，气血精液得以布散达于皮毛。肺气虚，宣发无权，则毛发不荣而脱落，心生血，在体合脉，血液周流全身，营养五脏六腑、四肢百骸。如果血运受阻，则毛囊局部失养，故毛发脱而不生。王清任认为血瘀为脱发的重要原因，《血证论·瘀血》亦提到"瘀血在上焦，或发脱不生"。综合以上内容，斑秃的原因主要为肝肾亏虚，脾肺气虚，瘀血阻结。

（二）辨证论治

1. 肝肾亏虚型

证候特点：此型最为常见，头发干燥枯黄，头晕目眩，精神萎靡，记忆力下降，舌质淡，苔薄白或舌体瘦小，脉沉细。

治法：益肝肾，填精生发。

基础方药：验方生发饮。

当归 15g，川芎 10g，熟地黄 20g，首乌 15g，女贞子 15g，枸杞子 15g，莲子 15g，黑豆 15g，桑椹 15g，菟丝子 15g，沙苑子 15g，阿胶珠 10g，藁本 10g，石菖蒲 10g。

2. 脾肺气虚型

证候特点：头发细软稀疏，伴纳呆，腹胀便溏，少气懒言，神疲乏力，面色萎黄，动则汗出，易感冒，舌质淡，苔薄白，脉沉细。

治法：健脾益气，固卫生发。

基础方药：玉屏风散合异功散加减。

党参 20g，黄芪 20g，白术 10g，防风 10g，茯苓 15g，炙

甘草 10g，陈皮 6g，川芎 10g，何首乌（制）20g，山药 30g，沙苑子 15g。

3.瘀血阻络型

证候特点：斑秃或全秃日久不愈，或发病前有头痛、偏头痛、头皮刺痛，或外伤伴舌有瘀斑、瘀点等，舌质紫暗，苔黄厚腻，脉细弦或涩滞。

治法：活血化瘀，通经活络。

基础方药：通窍活血汤加减。

当归 15g，赤芍 15g，川芎 10g，桃仁 10g，红花 10g，麝香 0.2g（冲），何首乌（制）20g，枸杞子 15g，沙苑子 15g，菟丝子 15g，藁本 10g。

由于斑秃的发病与五脏皆有关系，病因不同，临床表现亦不同，以上各型可相互转化，故在治疗过程中必须坚持辨证论治，随证加减，方可收效。

另外，本病影响容貌，尤其是年轻人，因此病精神压力大，焦虑不安，所以应注意调节情志，放下思想包袱，树立战胜疾病的信心，积极配合治疗，坚持服药，方可收满意疗效。

四、寻常型银屑病

（一）病因病机

银屑病俗称"牛皮癣"，是一种常见并易复发的以表皮增殖和炎症为特征，红斑鳞屑性的皮肤病，该病可遗传但不传染。其病因与遗传、感染、变态反应、代谢障碍、自身免疫等有关。冯宪章继承张志礼教授的学术思想，认为血热是银屑病的根本病机。而血热的形成又有多种因素，如因七情内伤，气机壅滞，郁久化火，以致心火亢盛，热毒伏于营血；或饮食失节，过食腥发动风之物，脾胃不和，气机不畅，郁久化热，复受风热毒邪而发病。热壅血络则发红斑；风热燥盛，肌肤失养则皮疹脱屑，色白而痒；病久阴血内耗，夺津灼液，则血枯燥而难荣于外；气血失和，经脉阻隔则肌肤失养；血热炽盛，毒邪外袭，蒸灼皮肤，气血两燔，则郁火流窜，积滞肌肤，形成红皮。故冯宪章认为凉血解毒应贯穿银屑病治疗的各个时期。

（二）辨证论治

1. 风热血热证

证候特点：此型最多见，常见于青少年，因青少年生机旺盛，血气方刚，阳热偏盛，或因嗜食辛辣腥发之品，郁而化热，或性情暴躁，心火内生，伏于血分，或外感风热邪气，内外合邪，郁于肌肤而发病。病情初发或复发不久，病程短，皮疹发展迅速，颜色鲜红或深红，呈点滴状或钱币状，可见同形反应，发病前有感冒、扁桃体发炎等病史，伴瘙痒剧烈、心烦、口渴、尿赤、咽痛，舌质红，苔薄黄，脉浮数。

治法：疏风清热，凉血活血。

基础方药：犀角地黄汤合银翘散加减。

金银花 15g，连翘 15g，凌霄花 10g，槐花 15g，生地黄 30g，土茯苓 30，牡丹皮 10 g，赤芍 10g，茜草 10g，天花粉 10g。

加减：咽喉肿痛明显者，加牛蒡子、山豆根、板蓝根以清热利咽；便秘者加玄参、牛蒡子；体温高者加石膏、知母以清热；心烦者加大生地黄用量以养阴除烦；肝火旺盛加龙胆草、黄芩以清肝火。

2. 血瘀血燥证

证候特点：此证多为患病日久或年龄较大者，病程较长，多有反复应用免疫抑制剂、糖皮质激素史或有家族史，皮损为斑块状或地图状，皮损厚硬，色紫暗或暗红，一般无新疹发生或新疹极少，瘙痒程度不等，鳞屑大不易剥离，全身症状一般不明显，舌质暗紫，或有瘀点、瘀斑，脉涩或弦。

治法：活血化瘀，通络散结。

基础方药：桃红四物汤加减。

桃仁 10g，红花 10g，当归 15g，川芎 10g，赤芍 15g，生地黄 20g，陈皮 10g。

加减：若皮损变红发热，此为外感、内火或药物激惹，加牡丹皮、茜草、水牛角等凉血之品；若伴神疲乏力，加黄芪以益气行血。

3. 血虚风燥证

证候特点：此证常见于静止期，是临床上较多见的一种类型，素体虚弱，气血不足易得。病程较长，皮损较薄，色淡红，无新疹出现，皮损易干裂，银白色干燥鳞屑较厚，多而易脱落，夜间痒甚，常伴体弱乏力，面色萎黄，头晕眠差，舌质淡红，苔少，脉细。

治法：养血润肤，祛风止痒。

基础方药：当归饮子加减。

当归15g，川芎10g，白芍20g，熟地黄30g，何首乌（制）15g，鸡血藤20g，蜂房20g，黄精15g，威灵仙10g。

加减：皮肤痒甚加刺蒺藜、牡蛎以祛风止痒，重镇安神；体虚乏力者加黄芪、党参以益气养血；睡眠欠安者加夜交藤、合欢皮以交通阴阳；便溏者加苍术、茯苓以健脾渗湿；阴虚甚者加麦冬、沙参以滋阴。

4. 风湿袭表证

证候特点：此证多见于冒雨涉水或久居湿地之人，皮损点滴状，淡红色，发展较慢，瘙痒较轻。鳞屑较厚，清热凉血治疗效果不佳，全身症状不明显，舌质淡红或淡白，苔白润，脉浮或濡。

治法：散风除湿。

基础方药：羌活胜湿汤加减。

羌活15g，防风10g，细辛3g，苍耳子10g，白芷10g，川芎10g，黄芩10g，生地黄30g。

加减：瘙痒重者加徐长卿以祛风止痒，鼻塞流涕者加辛夷通鼻窍，便溏者去生地黄、黄芩。

5. 冲任失调证

证候特点：该证见于妇女，皮损的出现与患者的月经、妊娠、分娩密切相关。大多数妊娠时皮损减轻或消退，分娩后复发或加重，少数则相反。行经腹痛，或乳房胀痛，斑疹色淡红，鳞屑干燥，可伴头晕乏力，面色不华，腰困腿乏，头发无泽，舌质淡红，苔薄白润，脉沉细。

治则：调补冲任。

基础方药：二仙汤合四物汤加减。

淫羊藿 15g，仙茅 10g，当归 15g，川芎 10g，熟地黄 30g，白芍 20g，枸杞子 20 g，菟丝子 15g，补骨脂 10g。

加减：若神疲乏力可加黄芪、党参、白术、茯苓以健脾益气；若失眠烦躁可加酸枣仁、合欢皮以养肝安神；乳房胀痛、胸胁胀满加柴胡、陈皮。

6. 湿热郁遏证

证候特点：此证多见于嗜食辛辣、海鲜、牛羊肉、酗酒患者，皮损好发于皮肤皱褶处，如腋窝、腹股沟、腘窝及阴部，皮损潮红或淡红，鳞屑较薄呈油腻状，局部湿润或渗液，伴有胸闷，纳呆，口黏，口苦，大便不爽，舌苔黄，脉滑或濡。

治法：清热利湿。

基础方药：茵陈蒿汤加减。

茵陈 15g，栀子 10g，大黄 10g，土茯苓 30g，泽泻 15g，郁金 10g，白鲜皮 15g，半边莲 15g。

加减：纳呆口黏者加半夏、泽兰、黄芩。

7. 血虚肝旺证

证候特点：常见于精神紧张、工作压力大的患者，皮损呈斑块状或地图状，色暗红，经久不衰，鳞屑较少，心烦，眠差，易焦虑，易情绪冲动，烦躁，舌质淡红，苔薄白，脉弦细。

治法：养血柔肝。

基础方药：四物汤合酸枣仁汤加减。

酸枣仁 20g，当归 15g，白芍 20g，何首乌（制）15g，熟地黄 30g，石决明 30g，红花 10g，白蒺藜 15g。

加减：失眠者加磁石、代赭石以重镇安神；脾虚便溏者加苍术、茯苓以健脾止泻。

（三）分期论治

1. 进行期宜清热解毒，凉血消斑

进行期银屑病皮疹以丘疹、斑丘疹为主，新疹不断出现，旧皮疹不断扩大，临近皮疹常相互融合，炎症加剧，鳞屑增厚，基底皮肤颜色鲜红，刮去鳞屑见点状出血，有同形反应，可有不同程度瘙痒，伴咽痛、口渴、便干、尿黄、舌红、苔黄、脉数等。冯宪章认为此证是疾病的初发阶段，毒邪偏盛，充斥气营，波及血分，因此治疗应以清热解毒、凉血消斑为主，以大剂清热解毒与凉血之品并用，常用犀角地黄汤加减，常用药物为土茯苓、板蓝根、大青叶、鱼腥草、白花蛇舌草、

生地黄、牡丹皮、赤芍、生槐花、紫草、羚羊角粉、水牛角丝、虎杖等。方中土茯苓、板蓝根、白花蛇舌草、紫草经现代药理研究证实有免疫抑制、抗炎、抗肿瘤作用，对抑制银屑病表皮细胞过度增殖有治疗作用。

2. 静止期宜凉血解毒、活血消斑

静止期皮疹病程较长，皮损相互融合成斑块，肥厚浸润，覆有较厚鳞屑，经久不退，舌质暗红或有瘀斑、瘀点，脉涩或细涩。现代研究认为此型患者血液黏稠度高，红细胞变形能力下降，真皮毛细血管扭曲，血管通透性增强。冯宪章认为皮损浸润肥厚，颜色暗红，舌质紫暗为其辨证要点。治疗上宜凉血活血，解毒通络。常用桃红四物汤加减，常用药物有生地黄、牡丹皮、丹参、当归、鸡血藤、夏枯草、红花、土茯苓、白花蛇舌草、半枝莲、赤芍等。方中丹参、红花经现代药理研究显示能够改善外周微循环，降低血液黏稠度，并有抑制肿瘤细胞 DNA 合成、抗炎及免疫调节作用。

3. 消退期宜滋阴养血，凉血解毒

消退期银屑病皮疹变薄，颜色转淡，鳞屑干燥，同时伴有夜间瘙痒，五心烦热，舌质瘦红或淡红，少苔，脉细数。冯宪章认为银屑病病程迁延，常历经数十年而不愈，反复发作则耗气伤阴，以阴血亏虚为著。因此在治疗上强调滋阴养血，凉血清热解毒。方以当归饮子加减，常用药物有当归、丹参、鸡血藤、生地黄、石斛、麦冬、玄参、南沙参、北沙参、白茅根、白花蛇舌草、土茯苓、何首乌等。

冯宪章强调银屑病是皮肤科顽症，反复发作，缠绵难愈，常伴随患者一生，饮食调护相当重要。饮食上忌食辛辣腥发之物，但患者因大量反复脱屑，容易造成低蛋白血症，故又不能忌口太严，一些辛辣之物只对血热证患者不利，因此强调银屑病患者应忌酒及羊肉，其他食物则因人而异。另外银屑病患者应起居有时，劳逸适度。否则耗气伤血，容易复发。银屑病患者还应积极锻炼身体，预防感冒；保持心胸宽广，开朗豁达，避免精神刺激。

五、脓疱型银屑病

脓疱型银屑病是银屑病的一种特殊类型，临床以在红斑基础上出现较多粟粒大小脓疱，伴有发热等全身症状为主要特征。脓疱型银屑病约占银屑病的 0.77%，可发生于各个年龄段，儿童多见，我国儿童患病率约为 1.1%。有资料显示其诱发因素包括上呼吸道感染、药物减量或者自行停用、季节转换及劳累等，其中上呼吸道感染、药物减量或自行停用最常见。根据不同临床表现，本病可分为环状型、发疹型和局限型。成人脓疱型银屑病多采用阿维 A 胶囊、甲氨蝶呤、环孢素和英夫利昔单抗等药物治疗，婴幼儿脓疱型银屑病治疗可选用阿维 A 胶囊、环孢素、甲氨蝶呤等。上述药物因不良反应、经济因素等问题，临床应用多受限制，尤其是儿童及育龄期女性，治疗更为棘手。

（一）病因病机

脓疱型银屑病，中医无对应病名，与寻常型银屑病等统一归属于"白疕"范畴。《泛发性脓疱型银屑病中医治疗专家共识》认为本病多因湿热久蕴，兼感毒邪，热毒搏结，内燔营血，毒热炽盛，郁久成脓而发于肌肤；毒热易消灼阴液，久则阴虚血热或阴虚血瘀。禤国维教授认为儿童进行期脓疱性银屑病，多属素体不耐，复受湿热毒邪蕴积肌肤而发病。秦万章提出"新血证论"的思想，主张银屑病以血为本，血热为先，血虚、血燥、血寒在后，血毒是疾病的恶性发展，血瘀贯穿疾病的全过程，其中脓疱型多为血毒型。但黄蜀认为此病多因寻常型银屑病失治误治，损伤人体阳气，阳虚内寒，虚阳外越而发病。脓疱型银屑病皮损特点为红斑、脓疱，皮损辨证多归于湿、热、毒三邪。《灵枢·痈疽》中提道："热盛则肉腐，肉腐则成脓。"《诸病源候论》曰："湿热相搏，故头面身体皆生疮。其疮处如疱，须臾生汁，热盛者，则变为脓。"冯宪章发现患者平素阴虚内热或素有血热，复感受寒邪，闭塞腠理生毒；或感受热邪，入里蕴热化毒；或直接感受药物毒邪，入里蕴于血分，致毒热炽盛，外发为红斑脓疱。毒热为阳证，故患者发病突然，进展迅速，数天即可累及全身，并伴有高热。热邪易耗气伤阴，病久导致气阴亏虚，虚则肌肤失养而出现脱屑。综上，冯宪章认为各种因素使机体产生毒热，而"毒热"作为脓疱型银屑病的核心病机，参与了脓疱型银屑病的各个阶段。

冯宪章认为脓疱型银屑病根据患者发病年龄、临床表现及转归分为先天和后天两种类型，两者病因病机不尽相同。先天临床特征为发病年龄早，初发即为脓疱型银屑病，后每次发作均为脓疱型银屑病，常见花剥苔和（或）沟纹舌，其发病多在遗传因素基础上合并感染所导致。后天临床表现为发病时间晚，初为寻常型银屑病，因感冒或使用刺激性药物、不规范使用激素等因素转变成脓疱型，脓疱消退后可转成寻常型，舌苔多无花剥。先天多为禀赋不足，肝肾亏虚，脾胃虚弱，复感受外邪，入里化热致毒，热毒相搏，外发于肌肤而发病，为本虚标实之证，后期毒热已去，气阴耗伤明显，表现以虚证为主；后天多血分蕴热，复因外感风寒、风热之邪，入里化热，或因服食药物，药毒入里，毒热搏结，外发肌肤致病，也可夹有湿邪，初期多为实证，病久耗伤气阴，表现为虚实夹杂。

（二）辨证分期论治

《泛发性脓病型银屑病中医治疗专家共识》中将脓疱型银屑病分为急性期和中后期。急性期治以清热凉血、解毒除湿；中后期以清热凉血、益气养阴为常法。冯宪章认为脓疱型银屑病应在先天、后天分型的基础上根据临床表现分为高热期、发热缓解期、恢复期。先天治疗早期以清热、解毒兼顾养阴为主，后期益气养阴兼清余毒；后天治疗早期清热、解毒、凉血，后期兼顾益气养阴。

1. 高热期

此期即脓疱型银屑病爆发阶段，全身不断新发皮损，皮损为红斑基础上出现较多针尖至粟粒大小脓疱，部分融合，可以遍及全身，也可局部呈环状分布，逐渐往外蔓延，伴有高热或寒战。先天因素引起者常见口干、舌红、苔花剥、脉细数，多为毒热炽盛夹有脾虚或阴虚，治疗以清热、凉血、解毒为主，兼健脾养阴，方用清营汤合竹叶石膏汤加土茯苓、白花蛇舌草等，常用药物有水牛角、生地黄、牡丹皮、石膏、淡竹叶、土茯苓、白花蛇舌草、玄参、金银花、麦冬等。其中水牛角、生地黄、牡丹皮、石膏等清热凉血；土茯苓、白花蛇舌草、金银花、淡竹叶等清热解毒兼除湿；玄参、麦冬扶正养阴；脓疱多、高热者可加用紫草、大青叶、白茅根；口干、阴虚明显者加北沙参、乌梅等。后天因素引起者可见便干、尿黄、舌红苔黄、脉弦数或滑数，系热毒炽盛，兼有外邪、湿蕴，治以清热、凉血、解毒，兼解表除湿。方用犀角地黄汤合黄连解毒汤加土茯苓、金银花、石膏、白花蛇舌草等，常用药物有石膏、水牛角、生地黄、牡丹皮、黄芩、土茯苓、黄柏、蒲公英、白花蛇舌草、金银花等。石膏、水牛角、生地黄、牡丹皮清热凉血；土茯苓、黄柏、黄芩、蒲公英等解毒祛湿；若热盛加白茅根、紫草；脓疱多，肿胀明显，苔腻湿重加滑石、车前子、茯苓；伴有明显寒战发热者，酌加麻黄汤。

2. 发热缓解期

此期即脓疱型银屑病好转期，体温基本正常或低热，全身无新发脓疱或少许新发脓疱，原红斑稍淡，脓疱干涸脱屑，可伴有瘙痒。先天因素引起者可见口干明显、舌红、苔花剥或见沟纹舌、脉细数或沉细，此期多系高热期病情控制，毒热已减少，阴液耗伤，即阴虚夹有余毒，故以养阴、清热、解毒为主，治以竹叶石膏汤合知柏地黄丸加减。若有轻度低热者，可选用竹叶石膏汤合青蒿鳖甲汤加减，常用药物有石膏、淡竹叶、知母、生地黄、牡丹皮、茯苓、山药、北沙参、玄参、土茯苓、白花蛇舌草等。土茯苓、白花蛇舌草清解余毒；石膏、知母、生地黄、牡丹皮等凉血；玄参、北沙参、山药、茯苓等养阴健脾。后天因素引起者可见口干、舌红、苔薄或少、脉弦细或细数，此为高热虽退，但阴液已伤，血热仍在，予以竹叶石膏汤合凉血五根汤加减。其中竹叶石膏汤清解余热、益气养阴；凉血五根汤源自《赵炳南临床经验》，有凉血活血、解毒化斑之效。两者合用，共奏凉血养阴、解毒消斑之功。若瘙痒者可加用珍珠母、地肤子等重镇祛风止痒。

3. 恢复期

此期即脓疱型银屑病未发作期，患者病情基本缓解，体温正常，全身无新发脓疱，原红斑变淡消退，脓疱消退，仍有少许脱屑或无脱屑，部分患者脓疱消退后留有红色斑块，上有鳞屑，表现为寻常型，尤以后天因素者多见。先天因素引起者可见沟纹舌，脉细或沉细，表现为气阴亏虚，肝肾不足，治以益气养阴、滋补肝肾，间断予以增液汤合六味地黄丸加减以调理体质，减少复发，可每隔两月服药 1～2 周。后天因素引起者多表现为全身散在红色斑块，上有鳞屑，或皮损完全消退，舌红，苔薄，脉弦或弦细，此时按寻常型银屑病血证论治，多属血热内蕴证，治以清热凉血消斑，佐以重镇，方用凉血五根汤合龙骨、牡蛎、珍珠母以巩固疗效。

（三）治疗中的注意事项

1. 中西药合用

该病是银屑病中的重型，常伴有高热，患者及家属往往为此焦虑，因此配合西药退热有积极意义。王豫平等发现体温升高、白细胞增多与疾病程度相关。冯宪章亦发现发热与皮损常呈正相关性，而积极退热有利于控制病情。体温高于38.5℃者，多选用布洛芬、新癀片，也可酌情配合羚羊角粉适量冲服以退热。羚羊角粉味咸，性寒，有平肝息风、清热镇惊解毒之功效，对于控制高热疗效较佳。体温低于38.5℃者，予柴胡针、退热合剂（河南中医药大学第一附属医院院内制剂）口服以退热解毒。冯宪章认为该病部分因感染性因素诱发白细胞计数升高，故临床中多选用红霉素、头孢类药物抗感染治疗，但由于红霉素类药物会引起胃肠道不适及血管刺激性反应，故常选用头孢类药物抗感染，使用上述药物4～5天，若体温下降，皮损减少，病情趋于好转，则继续使用，若仍有高热不退，则首选阿维A口服以控制病情，儿童患者也可酌情使用糖皮质激素。

2. 适当选择外用药物

高热期患者皮损以红斑脓疱为主，外用伴有疼痛，此时应选择药性缓和、刺激性小的药物。冯宪章多外用炉甘石洗剂，可使脓疱较快干涸，同时散热，保护创面，减少刺激疼痛。脓疱干涸脱屑，皮肤紧绷、干燥、瘙痒不适，给予保湿润燥之黄连紫草膏（河南中医药大学第一附属医院院内制剂）可迅速去除鳞屑，减轻不适，也可选用凡士林等以保湿滋润，这与《中国银屑病诊疗指南（2018简版）》中推荐的外治方法一致。

3. 注意解毒养阴

《寻常型银屑病（白疕）中医药循证临床实践指南（2013版）》指出，寻常型银屑病主要病机是由热生毒、热壅毒盛，毒邪贯穿本病的始终。《泛发性脓疱型银屑病中医专家共识》指出清热解毒是该病的主要治疗原则。冯宪章认为脓疱型银屑病与毒热侵袭密切相关，解毒为首选，但本病持续高热，热盛伤阴。《温热经纬》云："热病未有不耗阴者。"脓疱后脱屑也多为阴虚血燥，肌肤失养所致，故解毒养阴不离始终，尤其对于"先天型"，平素阴虚明显，养阴尤为重要。高热期加用玄参、天花粉、北沙参等养阴，若方中配有麻黄，更需重用养阴之剂，以防汗出加重阴液耗伤，缓解期加用玄参、乌梅、北沙参等以固阴。

4. 麻黄汤使用事宜

麻黄汤系治疗太阳伤寒证的经方，《伤寒论·辨太阳病脉证并治》曰："太阳病，或已发热，或未发热，必恶寒，体痛，呕逆，脉阴阳俱紧者，名为伤寒。"部分脓疱型银屑病患者高热期伴有明显恶寒，无汗，"有一分恶寒，便有一分表证"，在原用药基础上酌加麻黄汤以解表，使邪随汗而出。宋坪等提出"玄府理论"，认为玄府郁闭、热毒蕴结诱发银屑病，在清热凉血解毒基础上选用麻黄、桂枝、附子等以"开鬼门，洁净府"，玄府开，毒解络通。但需注意大量发汗易伤阴，故中病即止，体温下降，恶寒减轻即停用，同时加强养阴之剂。

5. 顾护脾胃

脾胃为后天之本、气血生化之源，脾胃受损，气血生化乏源，水湿运化受损而出现水肿。该病大量使用苦寒解毒凉血之品，寒凉伤胃，尤其儿童患者，小儿特点是肝常有余、脾常不足、易虚易实，钱乙认为"小儿脏腑柔弱，不可痛击，大下必亡津液而成疳"。故冯宪章指出治疗需要兼顾脾胃，可配合砂仁、茯苓、山药、麦芽等药物。

6. 皮损肿胀的处理

冯宪章发现，脓疱型银屑病患者皮损处肿胀明显，尤其以皮损发于四肢及面部者肿胀为甚，大部分为指凹性水肿。冯宪章认为水肿是脾虚不能运化水湿而致，且脾主四末，故四肢肿胀明显。因此他建议患者宜多食高蛋白食物，治疗上可给予茯苓、车前子、冬瓜皮等药物以健脾利水消肿，不必使用西药白蛋白及利尿药物，随着病情控制，四肢水肿自然可消。

六、荨麻疹

荨麻疹是较常见的过敏性疾病，主要因皮肤黏膜暂时性血管通透性增加而发生的局限性水肿，即风团，伴有剧烈瘙痒。该病病因非常复杂，急性荨麻疹比较容易治疗，慢性荨麻疹治疗起来非常棘手，是皮肤科的难治病种。冯宪章根据多年的临床经验，认为荨麻疹的病因病机为禀性不耐，卫外不固，毒邪六淫所犯，或因多食鱼虾海味、辛辣刺激性食物，或因药物导致营卫不和所致。治疗以疏风和营止痒为原则，对于慢性荨麻疹应益气扶正，调和营卫，除风止痒。

（一）病因病机

荨麻疹俗称"风疹块"，是常见的过敏性皮肤病，临床表现为皮肤上出现瘙痒性风团，发无定处，骤起骤退，消退后不留任何痕迹。该病属中医学"瘾疹"范畴，分急性和慢性两类。《儒门事亲》曰："凡胎生血气之属，皆有蕴蓄浊恶热毒之气。有一二岁而发者，有三五岁至七八岁而作者，有年老而发瘾疹者。"急性荨麻疹多由于患者禀性不耐，外感六淫邪气，加之多食鱼腥海味及辛辣等食物损伤脾胃，脾失健运，湿热内蕴，化热动风而致，或因药物过敏而诱发荨麻疹药疹。慢性荨麻疹多因情志不遂，肝郁不疏，郁久化热，伤及阴液；或因有慢性疾病，平素体弱，阴血不足，阴虚内热，血虚生风；或产后体虚，外感风邪。皮疹反复发作，经久不愈，气血损耗，加之风邪外袭，导致内不得疏泄，外不得透达，郁于皮肤腠理之间，邪正相搏而发病。总之，该病的病因病机为禀性不耐，卫外不固，毒邪六淫所犯，或因多食鱼虾海味、辛辣刺激性食物，或因药物导致营卫不和所致。该病外因主要为风邪，风为百病之长，善行而数变，风邪常夹杂寒热之邪而致病，日久则多属虚证。

（二）辨证论治

冯宪章将急性荨麻疹分为风热、风寒两型。风热型：症见风团色红，或地图状，局部有灼热，心烦，口渴，舌质红，苔薄黄，脉弦数，皮肤划痕征阳性。常用治疗药物为当归、生白芍、白蒺藜、徐长卿、桑枝、桑叶、蝉蜕、威灵仙、生石膏、紫草、生地黄、金银花、绿豆皮、甘草等。风寒型：症见风团色淡红，或呈瓷白色，冷者重痒，舌质淡，苔薄白，脉弦紧，皮肤划痕征阳性。常用治疗药物为当归、炒白芍、徐长卿、威灵仙、蝉蜕、僵蚕、麻黄、羌活、白蒺藜、苏叶、桂枝、茜草、生黄芪、甘草等。

冯宪章根据多年临床经验，强调在治疗荨麻疹时要注意以下两个方面。

1. 益气扶正，调和阴阳气血

慢性荨麻疹多因皮疹反复发作，经久不愈，耗伤气血，卫表不固；或产后气血亏损，风邪外袭，导致内不得疏泄，外不得透达，郁于皮肤腠理之间，邪正相搏而发病；或因情志不遂，肝郁不疏，郁久化热，伤及阴液，阴虚内热，血虚生风所致。故治疗应以益气养血扶正、调和阴阳气血为主，重用黄芪、当归益气扶正，固表养血，白芍、桑枝调和营卫。现代药理研究证实，当归有降低毛细血管通透性及抗组胺的作用，黄芪有增强细胞免疫的作用。

2. 祛风止痒

荨麻疹临床表现为瘙痒性风团，发无定处，骤起骤退，消退后不留任何痕迹，符合风邪致病的特点。由于风邪是主要外因，故治疗应祛风止痒，以祛其邪，防止闭门留寇。冯宪章善用荆芥、防风、地肤子祛皮里膜外之风，僵蚕祛顽固性风邪，全蝎、羌活除内风，路路通、全瓜蒌活血除风。现代药学研究证实，荆芥、防风可抑制组胺的释放，具有抗乙酰胆碱及降低毛细血管通透性的作用。

冯宪章总结出治疗慢性荨麻疹的经验方：当归20g，徐长卿30g，威灵仙10g，白芍30g，黄芪20g，桑枝10g，路路通10g，白蒺藜20g，甘草10g，全蝎10g，羌活10g，防风10g，白术10g。方中白芍、桑枝调和营卫；路路通、全瓜蒌活血除风止痒，取"除风先活血，血行风自灭"之意；徐长卿、威灵仙抗过敏；黄芪益气扶正固表防风固表不留邪，祛邪而不伤正。《古今名医方》论曰："邪之所凑，其气必虚，故治风者，不患无以祛之，而患无以御之，不畏风之不去而畏风之复来，何则夫以防风之善驱风，得黄芪以固表，则外有所卫，得白术以固里，则内有所据，风邪去而不复来。"现代研究证实，防风可抑制小鼠迟发型变态反应，提高巨噬细胞吞噬功能，抑制超敏反应，从而起到抗炎、抗过敏的作用。冯宪章临床运用此方，常根据病情随症加减。若晚上皮疹多，加鳖甲、熟地黄；胃痛加陈皮、厚朴；热盛加生石膏、浮萍、栀子；寒盛加桂枝、干姜皮；风盛加五加皮、白鲜皮。此外，他还强调治疗及恢复期间应注意饮食禁忌，忌食鱼虾、辣椒、牛羊肉，禁烟酒等，以免引起复发。

七、黄褐斑

黄褐斑是指颜面皮肤出现局限性淡褐色或褐色色素改变的一种皮肤病，是常见的损容性皮肤病之一，多见于女性。西医认为本病与妊娠、内分泌、日晒、药物、表皮菌群失调以及原发疾病有关。近年来，随着生活节奏的加快和生活方式的改变，劣质化妆品的泛滥，药物的滥用，本病发病率有升高趋势。随着人们生活水平的提高，人们对美的需求也日益高涨。

（一）病因病机

冯宪章总结各家经验，认为本病属于中医"黧黑斑"范畴，主要与肝、脾、肾三脏的功能失调有关。肝藏血，主疏泄，若情志不遂，或暴怒伤肝，肝气郁结，疏泄失调，气血悖逆，不能上荣于面，则生黄褐斑片；脾主运化，为后天之本，若饮食失节，偏食偏嗜，或忧思过度而伤脾，脾气不足，运化失司，气血无以化生，水湿内蕴，以致气血失荣，水湿之气上蒙于面部而生斑片；肾为水火之脏，久病伤肾，或房事过度，损伤肾精，使水亏火旺，虚火上炎，郁结不散而生黄褐斑片；或损伤肾阳不能温煦，肾之本色外露而生色斑。

（二）辨证论治

1. 肝郁型

证候特点：面部出现深褐或略青紫的色素沉着，弥漫分布，兼见情志不遂，暴躁易怒，胸胁胀满，月经不调，经期乳胀，纳呆，消瘦，舌质红，苔薄，脉弦。

治法：疏肝解郁。

基础方药：逍遥散加减。

柴胡 15g，当归 15g，白芍 15g，白术 10g，茯苓 15g，甘草 10g，桃仁 10g，红花 10g，僵蚕 10g。

分娩后斑色经久不退者加菟丝子 30g，枸杞子 15g。

2. 脾虚型

证候特点：色斑黄褐色，边缘不清，兼见面色萎黄，脘腹胀满，神疲乏力，纳呆，便溏，或带下清稀，或痰涎较多，舌质淡，苔滑腻。

治法：健脾祛湿。

基础方药：苓桂术甘汤加味。

茯苓 30g，桂枝 10g，白术 10g，甘草（炙）10g，半夏 10g，白扁豆 30g，薏苡仁 30g，砂仁 6g，白附子 10g，川芎 10g，泽兰 15g，白芷 10g。

3. 肾阴虚型

证候特点：色斑褐色，边界清晰，状如蝴蝶，兼见头晕目眩，腰腿酸软，五心烦热，经血稀少，舌质红，苔少，脉细。

治法：滋阴补肾。

基础方药：六味地黄丸加味。

熟地黄 30g，山药 30g，山萸肉 10g，茯苓 15g，牡丹皮 10g，泽泻 10g，白蒺藜 20g，枸杞子 15g，女贞子 15g，旱莲草 15g，丹参 30g。

4. 肾阳虚型

证候特点：斑色褐黑，常伴形体虚胖，怯冷神疲，白带清稀，口淡乏味，小便频而清，腰脊空痛，舌质淡白，苔薄白润，脉沉细。

治法：补肾温阳。

基础方药：金匮肾气丸加味。

桂枝 6g，附子 6g，熟地黄 20g，山药 20g，山萸肉 15g，茯苓 10g，牡丹皮 6g，泽泻 10g，淫羊藿 20g，菟丝子 30g，当归 15g，红花 10g，荆芥 10g。

外用：白茯苓 30g，白芷 30g，僵蚕 30g，白附子 30g，白薇 30g，珍珠粉 5g。打粉，水调敷，每天 1 次，每次 1 小时。

以上治疗一个月为一疗程，连续治疗 3～6 个疗程。

冯宪章根据自己多年的临床经验，制定了治疗黄褐斑的经验方：当归 20g，白芍 30g，夏枯草 30g，丹参 20g，枸杞子 20g，杏仁（炒）10g，冬瓜子 30g，白芷 10g，生牡蛎 20g，白茯苓 20g，僵蚕 10g，蝉蜕 10g，玉竹 10g，郁金 10g，

菊花 10g，细辛 8g，生石膏 20g，甘草 10g，珍珠粉 1g。有
健脾补肾，疏肝理气，活血化瘀，消斑增白之功。方中枸杞
子、白芍滋补肝肾；杏仁、冬瓜子、白芷、生牡蛎、白茯
苓、僵蚕、夏枯草、细辛、珍珠粉消斑增白；蝉蜕走表，引
药达表；郁金疏肝理气；丹参活血化瘀消斑。临床发病部位
不同，所属经络不同，用药也不同。左颊属肝，加蒺藜、牡
丹皮疏肝清火祛风；右颊属肺，加桑白皮清金肃肺；鼻属脾，
加苍术、陈皮运脾畅中；眼眶周围区大多属肾虚，加山茱萸、
枸杞子补益肝肾；鼻唇区属胃，加生石膏、玉竹、麦冬清胃
滋阴。

八、黧黑斑（黑变病）

黧黑斑病名来于《外科正宗》。本病在中医学中早有记载，
《医宗金鉴·外科心法要诀》之"黧黑皯黯"说"此证一名
黧黑斑，初起色如尘垢，日久黑似煤形，枯暗不泽，大小不
一……与皮肤相平，由忧思抑郁，血弱不华，火燥结滞而生
于面上。"

（一）病因病机

冯宪章认为本病的病机与肝、脾、肾三脏有着密切关系。
肾属水其色黑，肾阴不足其色可外泛之。肾阴不足难养肝木，
致使肝火盛，导致肝气郁滞，肝色青暗，性轻于上。肝气郁
滞，血循不畅，瘀于面则生斑，肝火盛必克脾土，脾虚血源
不足，血不养肤，肤枯不泽，火毒结滞而生斑，多分布于腹

部与四肢。总之本病病机为肝肾阴亏，水不制火，思虑抑郁，血虚不能外荣，火毒结滞而发病。

（二）辨证论治

临床表现：初起渐红，日晒加重，皮色渐由黄褐变为淡黑，是该病的主要表现，色素沉着开始于颧部，以后累及前额及其他部位。暗斑不高出皮面，边界不清，自觉症状不明显，局部皮肤不干燥，发病较缓慢。本病多发于青壮年，无性别之差，常伴有头昏、纳呆、形体消瘦等。

治则：健脾补肾，疏肝消斑。

基础方药：自拟方。

当归 20g，枸杞子 20g，茯苓 20g，白芷 10g，白芍 30g，僵蚕 15g，蝉蜕 10g，冬瓜仁 30g，炒杏仁 20g，山药 20g，龙胆草 15g，竹茹 10g，凌霄花 12g，生牡蛎 30g，藁本 10g，茜草 20g，白附子 10g，珍珠粉 2g，甘草 10g。

加减：纳呆，脉弦，苔薄黄，五心烦热，加生石膏、鸡内金、砂仁；苔薄白，脉濡数，加法半夏、泽泻；舌质淡红，苔薄，脉沉细，加墨旱莲、青蒿、丹参、女贞子。

外用：白丁香为末蜂蜜调搽；牡蛎粉白蜂蜜调搽；云母粉 30g，杏仁粉 30g 合而夜卧涂，晨洗去；适量桃花、杏花各浸泡 5 日后取药液外洗。

九、口腔扁平苔藓

口腔扁平苔藓是一种较常见的皮肤和黏膜慢性炎性疾病。

它可同时发生于皮肤和黏膜，也可单独发生于口腔黏膜。口腔黏膜发病率较高，病程较长，常反复发作，病因至今未明，尚无特效治疗方法。西药可减轻症状，但不能根治。中医疗效发挥较慢，需长时间治疗。冯宪章采用中西医结合治疗本病，取二者之长，可缩短病程，提高治愈率，降低复发率，疗效明显。

（一）病因病机

口腔扁平苔藓发病与血、湿、热等因素有关。由于内伤七情，肝失条达，阴血不足，血虚生风而化燥积热，思虑伤脾，脾失健运，湿蒸内蕴，肾阴不足，虚火上炎，三者相互影响，引发本病。口腔为经络循行交会处，每一经络又络属不同脏腑，所以口腔生理病理与全身脏腑经络有关，治疗时应结合中医脏腑经络理论进行辨证，既应注意局部病变，更应联系全身症状。虽是同一疾病，但由于病因或机体反应的差异可呈现不同的证候，要针对不同的辨证类型采取不同的治则，选用不同方药，才能取得较好的疗效。治疗时，内服结合局部用药，除主张治病必求于本，还要局部与整体并重。

（二）辨证论治

1. 阴虚内热型

证候特点：口腔黏膜粗糙、肥厚或糜烂，周围红晕，局部有灼热感，伴有低热，手脚心热，面热唇红，头晕眼花，耳鸣，心烦失眠，口干咽燥，大便干燥，舌质红，苔薄黄，脉细或细数。

治法：滋阴清热。

基础方药：经验方。

地骨皮 15g，山慈菇 6g，生地黄 30g，茯苓 15g，野菊花 15g，山药 15g，升麻 10g，砂仁 3g。

2. 脾虚湿热型

证候特点：口腔黏膜损害多为水疱或糜烂，胃脘胀满，口淡无味，纳差呕恶，大便不爽，面色萎黄，神疲乏力，四肢困重，舌质淡，苔薄白，脉细缓或濡数。

治法：健脾利湿，清热解毒。

基础方药：经验方。

土茯苓 15g，神曲 10g，鱼腥草 15g，连翘 30g，陈皮 10g，白术 10g，半夏 10g，泽泻 10g，升麻 10g。

加减：苔藓糜烂面较大，分泌物多加薏苡仁 30g，杏仁 10g，蔻仁 10g，病情缓解后，以健脾养胃、补中益气为主，具体药物为黄芪 15g，神曲 15g，土茯苓 30g，山药 15g，党参 10g，白术 10g，陈皮 5g，甘草 5g。

3. 肝气郁结型

证候特点：常因情绪忧郁或生气急躁而发，口腔黏膜上可见白色丘疹，组成白色网状条纹，胸胁满痛，妇女经前乳胀，脉弦。

治法：疏肝理气，活血祛瘀。

基础方药：逍遥散合柴胡疏肝散加减。

牡丹皮 15g，栀子（炒）9g，当归 15g，白芍 15g，柴胡

10g，白术 10g，茯苓 15g，甘草 10g，枳壳 10g，香附 10g。

（三）外用药

锡类散涂于患处。

（四）西医治疗

根据患者不同症状可选以下 1 ～ 2 种西药：磷酸氯喹 0.25 克 / 片，第一周每天 2 次，每次 1 片，饭后服，自第二周起每天 1 次，每次 1 片，共服 4 ～ 6 周；强的松（5 毫克 / 片）或地塞米松（0.75 毫克 / 片），每次 1 ～ 2 片，每天 3 ～ 4 次，共服 1 ～ 2 周。

十、痤疮（粉刺）

粉刺是临床常见病、多发病，该病在中医文献中多有记述。《诸病源候论》中说："百疮，风热之气，生疮头米大，赤为谷大，白色者是也。"《外科正宗》中说："肺风粉刺、渣鼻。"肺风、粉刺、酒渣鼻三名同种，粉刺属肺，酒渣鼻属脾，总之皆因血热瘀滞不散所致。《医宗金鉴》曰："此证由肺经血热而成，以枇杷清肺饮主治。"

（一）病因病机

肺热血热，肺经之血热蕴阻肌肤，或过食辛辣油腻食物而生湿蕴热，循经外越肌肤。脾气不足，运化失调，水湿内停，湿热内生，热与痰凝阻于肌肤而致本病；或肌腠不密，化妆品刺激皮肤诱发。总之，该病由肺血、热、痰互结，脾胃湿热，外之毒邪凝滞肌肤所致。

（二）临床表现

发病部位多在面部，也可发于前胸后背，自觉瘙痒、疼痛不适。病程缠绵，往往旧皮损刚愈，又出现新皮损，迁延数年。皮损为毛囊性丘疹，丘疹有时出现黑头，周围毛细血管扩张，挤压有白色分泌物排出，严重者会出现脓疱，痊愈后出现色素沉着或凹陷性、增生性瘢痕，常伴有皮脂溢出。

（三）辨证论治

1.肺胃湿热证

证候特点：多见于面部前额，严重者波及前胸后背，皮损散在分布，丘疹大小不等，色红或暗，部分丘疹有黑头，皮肤油腻，伴有口干、小便黄、大便干，舌质红，苔黄腻，脉滑数。

治法：清宣肺胃湿热。

基础方药：枇杷清肺饮加减。

枇杷叶 10g，栀子 10g，连翘 15g，赤芍 15g，桑白皮 15g，黄芩 15g，牡丹皮 15g，红花 10g，凌霄花 10g，生地黄 15g，金银花 15g，冬瓜仁 10g。

2.气血瘀滞证

证候特点：面部皮损经年不退，肤色红或暗红，女性伴有月经不调，往往月经前加重，月经后减轻，同时伴有腹痛，男性面色晦暗或紫暗，舌质暗红伴有瘀点，脉细涩。

治法：行气理血，解毒散结。

基础方药：凉血清肺饮加减。

生地黄 15g，金银花 15g，茵陈 15g，白花蛇舌草 30g，牡丹皮 15g，黄芩 15g，赤芍 15g，桃仁 10g，益母草 10g，连翘 15g，紫花地丁 15g，知母 15g，枇杷叶 10g。

3. 痰瘀互结证

证候特点：面部皮损反复发作，经久不消，皮损如豆大肿块，高出皮肤，颜色暗红，触之质软，挤压可见脓血或黄色分泌物，皮疹消退后会留有瘢痕，舌质淡红，脉滑数。

治法：活血化瘀，消痰，软坚散结。

基础方药：海藻玉壶汤加减。

海藻 15g，陈皮 15g，昆布 15g，法半夏 10g，夏枯草 15g，连翘 15g，生龙骨 15g，生牡蛎 15g，川芎 10g，青皮 10g，甘草 10g，山慈菇 15g，赤芍 15g。

加减：面部渐红不退，加鸡冠花、玫瑰花、槐花、寒水石；脓肿甚者，加蒲公英、紫花地丁、草河车、虎杖；皮损成结节状者，加贝母、昆布；经期加重者，加益母草、香附、淫羊藿；面部油腻者，加茵陈、五味子、虎杖。

冯宪章根据多年的临床经验，以清肺凉血、健脾祛湿、化痰解毒为治则，制定了自己的经验方，具体药物为枇杷 10g，生地黄 30g，桑白皮 20g，赤芍 12g，栀子 10g，石膏 20g，茵陈 20g，蒲公英 30g，紫花地丁 30g，连翘 20g，胡黄连 10g，法半夏 10g，穿山甲 10g，白花蛇舌草 30g，白茅根 30g，甘草 10g。

　　临证加减：口渴唇燥者，加玄参、麦冬、天花粉；结节脓肿难消者，加莪术、夏枯草、牡蛎、海藻；月经不调者，加益母草、白芍；烦躁者，加虎杖、郁金。方中枇杷叶、桑白皮入肺经，清肺热；石膏入肺、胃两经，清肺胃两经热邪；生地黄、赤芍、白茅根清热凉血；栀子、蒲公英、紫花地丁、连翘、胡黄连、白花蛇舌草清热燥湿解毒；茵陈清湿热；法半夏、穿山甲祛湿化痰，软坚散结。

（四）外治

　　大黄、硫黄各半，煎水外洗患处；黄连、黄柏、大黄、冰片共为细末，凉开水调搓；大黄、硫黄、丹参、冰片共为细末，加适量大豆粉混合，以红霉素软膏为基质调稀膏，外敷患处。

十一、皮肌炎

（一）病因病机

　　皮肌炎是一种自身免疫性疾病，属于中医学"肌痹"范畴。本病由寒湿之邪侵袭肌肤，阴寒偏盛，不能温煦；或因七情内伤，肝气郁结，气机不畅，瘀阻经络；或气血不足，肌肤失养；或禀赋不强，卫气不固，风寒毒邪侵袭肌肤，热毒蕴结所致。《素问·长刺节论》中说："病在肌肤，肌肤尽痛，名曰肌痹。"肌痹既有肌肤损害，又有内脏之伤。既不可发汗，又不能吐下，唯用和解之法，才能达到"上焦得通，津液得下，胃气因和，身濈然汗出而解"。

该病的主要症状是肌肉疼痛无力，临床上多表现为热邪郁肺、寒湿阻滞、肝气郁结、气血不足4种类型。

（二）辨证分型

1. 热邪郁肺型

证候特点：全身肌肉疼痛无力，恶心呕吐，纳差，双上肢、背部、头面部起红斑，质硬，自觉疼痛，压痛，局部发热，关节肿胀，屈伸不利，活动受限，白带多，咽疼，心中烦躁，舌尖红，苔白厚，脉弦滑。

治法：清肺解肌，和胃祛湿。

基础方药：白虎汤加减。

黄芩10g，知母10g，桔梗6g，山豆根6g，茯苓30g，薏苡仁30g，山楂10g，麦芽10g，僵蚕10g，芦根15g，生石膏15g，竹茹10g。

2. 寒湿阻滞型

证候特点：眼睑肿胀，面部呈紫蓝色，波及颈部，全身肌肉疼痛，局部有硬块，全身沉重，喜唾，腹胀，食少，舌质暗，苔白厚腻，脉滑。

治法：温阳化湿解肌。

基础方药：四君子汤合五苓散加减。

党参9g，白术（炒）10g，紫苏9g，荆芥（炒）9g，藿香10g，槟榔10g，柴胡6g，草果15g，豆蔻10g，茯苓30g，泽泻10g，车前子30g（另包），琥珀3g（冲服）。

3. 肝气郁结型

证候特点：全身无力，继之周身疼痛，活动受限，皮肤触摸则疼甚，周身多处可触及硬块，伴胸闷纳呆。经血色黑有块，经期腹疼。心悸气短，动则汗出不止，舌淡红，苔白，脉弦。

治法：疏肝理气，和营解肌。

基础方药：逍遥散加减。

柴胡 10g，当归 15g，葛根 15g，白芷 10g，浮萍 15g，蝉蜕 15g，乌药 10g，太子参 15g，枸杞子 30g，桔梗 15g，甘草（炙）6g。

4. 气血不足型

证候特点：双眼睑轻度浮肿，皮色呈紫蓝色，波及面颈部，伴全身无力，疼痛，尿频、尿急，发热，头晕，心悸，自汗，口干渴，纳差。

治法：益气养血。

基础方药：八珍汤加减。

黄芪 15g，当归 15g，太子参 15g，白芍 15g，丹参 20g，鸡血藤 30g，白芷 10g，枸杞子 30g，茯苓 30g，甘草（炙）10g。

以上 4 种类型临床表现有共同点，也有不同点。其共同点是肌肉疼痛无力，也是皮肌炎的主要症状。其病理基础是由于"不通则痛"，但病机各异，所以临床有不同的表现。如邪热郁肺者，有发热咽疼，心中烦躁，舌尖红，苔白糙或微黄，脉滑数，治宜清解，药用黄芩、知母、桔梗、葛根、薄荷，使热邪清则络道畅，而肌疼无力自止；寒湿引发者，多伴食少腹胀，身困重，舌质暗，苔白厚腻，脉滑或迟，治宜温散，药用党参、白术、茯苓、薏苡仁、鸡内金、藿香、紫苏，使脾阳复，寒湿化，则肌疼无力自除；因肝气郁结而起者，可见于生气之后，有胸闷，纳呆，胁肋胀疼，月经不调，脉弦，治宜疏肝解肌，药用柴胡、当归、葛根、白芷、薄荷，使气机条达，则病自愈；气血不足者，多出现面色无华，头晕心悸，舌淡红，苔白，脉沉细无力，治宜健脾养心，药用当归、白芍、熟地黄、枸杞子、太子参、黄芪，气血充足则诸症悉除。

十二、白塞病

白塞病又称口－眼－生殖器三联征，是一种多系统损害的慢性自身免疫性疾病，除眼、口和生殖器发病外，还可累及血管、消化道、关节、皮肤及神经系统。

（一）病因病机

本病属中医学"狐惑病"范畴，《金匮要略·百合狐惑阴阳毒病脉证治》相关描述与现代白塞病临床指征相吻合，其病因古代医家多认为与伤寒之后余热未尽，湿热邪毒内蕴相关。路志正教授认为本病与湿邪密切相关。全球气候变暖、气候潮湿、空调的使用率增加等都会导致湿邪侵袭人体，加之人们平素嗜食肥甘辛辣、恣食生冷，损伤脾胃；或热病后余热未尽，影响脾胃功能；或长期精神紧张，情志不宣，郁久化火，波及脾胃；或素体脾虚，均可使脾胃运化失职，津液不得转输，停聚而成湿。湿邪伤人缓慢隐匿而难觉察，其性重浊黏腻，一旦侵入人体则深入脏腑。循经上蚀下注，形成本病。马武开认为湿热毒瘀互结是白塞病发病的病机，且贯穿于疾病的始终。湿热毒瘀互结，阻滞经脉，上扰则口腔糜烂生疮，双目红赤，下注则阴部溃烂，弥漫三焦，充斥上下，多脏器受戕，以成此证。

冯宪章在古今医家的基础上，结合现代医学认为本病病位在肝、脾、肾，肝脾肾亏虚为本，湿热毒蕴为标，其中医病理基础为阴虚阳亢，由肝脾肾之阴阳互变，湿热毒邪内生而发本病。肝经之脉绕阴器，循少腹，网络胆腑，散布于胁上，通咽喉口唇，开窍于目，故前阴、咽喉、眼病多属于肝；肾开窍于二阴，前后二阴的病多属于肾；脾经之脉夹咽连舌，散舌下，开窍于口，其华在唇，主四肢肌肉，口唇四肢的病多属于脾。病因系患者先天禀赋不足，肝肾阴虚，兼之后天失养、水湿内停，湿热内生、蕴久成毒，毒热内盛、不得外泄，充斥上下内外，循经走窜于口、咽、眼、二阴、四肢，湿毒侵袭而致溃疡。肝肾阴虚、湿热内生久则伤阴液，劫烁肝肾之阴，经脉失其所养，孔窍失其滋润，口腔、二阴、眼睛溃烂而不愈。湿热阻络，气血凝滞，郁于肌肤，而致四肢红斑结节，疼痛不适。阴虚日久必损及阳，脾肾阳虚，阴寒凝滞，阴阳气血失和，病情反复发作，缠绵难愈。总之，冯宪章认为白塞病的发病病因十分复杂，与饮食、情志、六淫、劳倦等因素有关，也与个人体质关系密切。

（二）分期论治

白塞病临床症状复杂多样，冯宪章据该病肝脾肾亏虚为本、湿热毒蕴为标的核心病机，以疏肝健脾、滋阴补肾、扶正解毒为治则，分期论治白塞病：急性期治疗以祛邪为主、扶正为辅，以健脾除湿、清热凉血解毒为治法；缓解期以扶正为主、祛邪为辅，滋补肝脾肾，调和阴阳气血，清热除湿为法。

1.急性活动期

证候特点：发热，口舌生疮，目赤肿痛，皮肤出现红斑，双下肢红斑结节，外阴溃疡，头昏头重，胸腹胀满，大便干，小便黄，舌质红或淡，苔腻，脉滑数或沉缓。

治法：祛邪为主、扶正为辅，健脾除湿、清热凉血解毒。

基础用药：常用的药物有当归、黄柏、黄连、生地黄、赤芍、白茅根、青葙子、龙胆草、甘草等。

2.缓解期

证候特点：长期反复低热缠绵，头昏目眩，口干咽燥，失眠健忘，腰膝酸软，五心烦热，下肢结节，口舌生疮，舌红少津，苔少，脉沉弦或数，皆属肝肾亏虚，湿热内蕴。

治法：滋补肝肾，清热除湿。

基础用药：常用的药物有熟地黄、山药、山茱萸、女贞子、菟丝子、枸杞子、玄参、何首乌、鳖甲、知母、黄柏、牡丹皮、泽泻等。

另有患者临床表现为全身无力，少气懒言，食欲不振，头晕耳鸣，腰膝酸软，足跟痛，口渴不欲饮，低热缠绵，口舌生疮但色淡，外阴溃疡常于月经前后反复发作，大便溏泄，舌质淡、苔薄白，脉沉细。此型为脾肾两虚，阴阳气血失和，治疗以益气健脾补肾，调和阴阳气血。常用的药物有黄芪、党参、白芍、白术、茯苓、菟丝子、熟地黄、仙灵脾、附子、枸杞子、女贞子、鸡血藤、何首乌、钩藤、天仙藤、牡丹皮、黄柏等。

在总结临床经验的基础上，冯宪章拟定白塞病专方：当归 20g，白芍 30g，陈皮 30g，山药 30g，薏苡仁 30g，金银花 30g，赤小豆 40g，黄芪 30g，茯苓 20g，白及 10g，枸杞子 20g，女贞子 20g，白茅根 30g，黄柏 10g，连翘 20g，泽泻 10g，青葙子 10g，佩兰 10g，菊花 10g，龙胆草 15g，白术 10g，丹参 20g，炒枳壳 10g，甘草 10g。临床取得了满意的疗效。在此方基础上，应重视随症加减：口腔溃疡重用土茯苓，溃疡难愈者加天花粉、豆黄卷，溃疡反复发作者加石斛、西洋参，外阴溃疡加乌贼骨、煅牡蛎、莲须、白蔹，视力减退者加枸杞子，眼痛者加延胡索、细辛，下肢有结节红斑者加桃仁，关节痛者加桑寄生、鬼箭羽，脓疱或关节肿者加蒲公英、紫花地丁。

十三、掌跖脓疱

掌跖脓疱是一种慢性复发性疾病，本病的特点是在红斑基础上周期性发生无菌性小脓疱，伴角化、脱屑，好发于掌跖部位，本病目前病因不明，有些学者怀疑它与感染有关，认为它是脓疱性细菌疹，也有学者认为它是局限性脓疱性银屑病，还有认为本病是对汞、铜、锡等金属元素过敏，这些元素主要通过食用含金属的食品或使用金属假牙而吸收进入血液循环，然后再经过汗液排泄至角质层较厚的掌跖致敏而发病。西医治疗首选阿维A胶囊。

冯宪章认为本病与毒热外感、脾经湿热有关，治疗以清热解毒，凉血利湿为主，并制定了经验方：黄芩10g，栀子10g，苦参10g，生地黄20g，黄柏10g，黄连10g，茯苓10g，苍术10g，白鲜皮20g，地肤子20g，生甘草10g，牡丹皮15g，白茅根15g，猪苓10g。方中黄芩、栀子、黄柏、黄连清热解毒，生地黄、牡丹皮、白茅根凉血，茯苓、猪苓、苦参、苍术、白鲜皮、地肤子健脾除湿，燥湿止痒，共凑清热解毒，凉血除湿止痒之功，配合苦参、黄柏、马齿苋、白藓皮、蒲公英、乌梅外洗使药物直达病所。

十四、皮肤淀粉样变

皮肤淀粉样变临床较常见，发病无性别差异，多发于老年人，该病在中医学中亦有不少记载。《医宗金鉴·外科心法要诀》中说："松皮癣为苍松之皮，红白斑点相连，时时作痒。"此描述类似中医学所说的淀粉样变。本病因患者素为湿热之体，感受风热之邪，郁于肌肤，使气血运行失调，凝滞肌肤，久而化热化燥伤阴，阴血亏虚而发病。治以活血化瘀、养阴润肤、祛风止痒。冯宪章结合临床经验拟定经验方：

当归20g，桃仁10g，红花10g，鳖甲20g，赤芍10g，茜草20g，生山楂20g，僵蚕10g，豨莶草15g，莪术10g，路路通10g，鬼箭羽20g，白芥子10g，皂角刺10g，熟地黄20g，丹参30g，荆芥穗10g，薏苡仁20g，甘草10g。方中当归、桃仁、红花、赤芍、茜草、生山楂、莪术、路路通、鬼箭羽、丹参养血活血、化瘀通络；鳖甲、熟地黄养阴润燥；白芥子、薏苡仁除湿解毒；僵蚕、荆芥穗除风止痒。临证加减：大便干，加枳壳、生槐花或生大黄；咽干鼻燥加麦冬、桑白皮；月经不调者加香附、益母草；燥热口干者加生石膏、玳瑁；皮损坚硬角化明显者加穿山甲、侧柏叶。

第二节　验方集粹

一、古方新悟

（一）桂枝汤

桂枝汤出自医圣张仲景的《伤寒论》，原方由桂枝、芍药、生姜、大枣、甘草组成。桂枝汤具有解肌发表，调和营卫，实表散邪，滋阴和阳的功效，主治太阳中风证。冯宪章临床常用桂枝汤治疗荨麻疹，取得较好疗效。他认为病久出现慢性荨麻疹多因皮疹反复发作，经久不愈，耗伤气血，卫表不固，或产后气血亏损，风邪外袭，以致内不得疏泄，外不得透达，郁于皮肤腠理之间，邪正相搏而发为本病；或因情志不遂，肝郁不舒，郁久化热，伤及阴液，阴虚内热，血虚生风。治疗上应以益气养血扶正，调和阴阳气血为主。方中桂枝为君，助卫阳，通经络，解肌发表而祛在表之风邪；芍药为臣，益阴敛营，敛固外泄之营阴；桂芍等量合用，一治卫强，一治营弱，散中有收，汗中寓补，使表邪得解，营卫调和；生姜辛温，既助桂枝辛散表邪，又兼和胃止呕；大枣甘平，意在益气补中，且可滋脾生津；姜枣相配，是为补脾和胃，调和营卫的常用组合，共为佐药；炙甘草调和药性，合桂枝辛甘化阳以实卫，合芍药酸甘化阴以和营，功兼佐使之用。表虚易感冒者加玉屏风散；夹湿者加白术、羌活、独活、防己、赤小豆、茯苓皮、薏苡仁、车前子等；营血不足者加当归、制何首乌、鸡血藤、丹参等。

（二）六味地黄汤

六味地黄丸源自《小儿药证直诀》，本方由熟地黄、山茱萸、山药、泽泻、牡丹皮、茯苓六味药组成。该方补泻兼施，以补阴为主。主治腰膝酸软、头晕目眩、耳鸣、耳聋、盗汗、遗精、消渴、骨蒸潮热、手足心热、口燥咽干、牙齿松动、足跟作痛、小便淋沥、小儿囟门不合等症。冯宪章常用六味地黄汤治疗黄褐斑、红斑狼疮、皮肌炎、斑秃等皮肤病，他认为这几种皮肤病均与肾阴亏虚有关，取得了较好的疗效。

（三）龙胆泻肝汤

龙胆泻肝汤出自《医方集解》，由龙胆草、栀子、当归、生地黄、黄芩、泽泻、木通、车前子、柴胡、生甘草组成，具有泻肝胆实火，清下焦湿热的功效。主治肝胆实火上炎证或肝胆湿热下注证。冯宪章常用龙胆泻肝汤加减治疗急性湿疹、带状疱疹、接触性皮炎、药物性皮炎等辨证为肝胆湿热者，取得了较好的疗效。

（四）芍药甘草汤

芍药甘草汤始载于《伤寒论》，由白芍、甘草两味药组成，具有养阴缓急止痛的作用，主治筋脉挛急、脘腹疼痛等症。现代常用其治疗腰腿痛、胃脘痛、坐骨神经痛、面肌痉挛、三叉神经痛等。

冯宪章认为芍药甘草汤是养阴缓急止痛的经典方剂，临床常和桃红四物汤、血府逐瘀汤合用以活血化瘀、行气通络止痛，治疗带状疱疹后遗神经痛，常取得满意的疗效。现代药理研究显示，芍药甘草汤可以明显降低血清中前列腺素浓度而起到止痛的作用。

（五）犀角地黄汤

犀角地黄汤出自《备急千金要方》。原书记载："犀角地黄汤治伤寒及温病应发汗而不汗之内蓄血者，及鼻衄、吐血不尽，内余瘀血，大便黑，面黄。消瘀血方：犀角一两，生地黄八两，芍药三两，牡丹皮二两。右四味，咬咀，以水九升，煮取三升，分三服。喜妄如狂者，加大黄二两，黄芩三两。其人脉大来迟，腹不满自言满者，为无热，但依方，不须有所增加。"犀角地黄汤是治疗血热证的经典方剂，冯宪章临床常以该方加减来治疗过敏性紫癜、结节性红斑、变应性血管炎、过敏性皮炎等多种皮肤病辨证属血热证，取得了较好的疗效。由于犀角已禁用，现在常用羚羊角和水牛角代替。

（六）茯苓泽泻汤

茯苓泽泻汤是张仲景治疗胃有停饮，呕渴并见的方剂。本方由茯苓、泽泻、桂枝、白术、干姜、当归、丹参、川牛膝、白鲜皮、甘草组成。冯宪章以此方灵活加减治疗淤积性皮炎。淤积性皮炎又称静脉曲张性湿疹，属中医学"湿疮"范畴。其病机多由久站、负重或劳倦失宜，脾失运化，水湿停聚，湿邪下趋，致经络阻塞，气血凝滞而成。茯苓泽泻汤为标本兼治，祛邪与扶正并举之剂，治疗前期应以理湿祛邪为主，选用淡渗清利而不伤阴之品为佳，如泽泻、猪苓等；当肿胀明显消退，再酌增扶正之品，以益气健脾祛湿之药为宜，如山药、薏苡仁等。使清利有度，补益有法，祛湿不伤阴，扶正不恋邪。对清利燥湿及辛热之药不可过用，以免伤阴化燥，变生它证。从临床效果分析，本方对以肿胀、红斑、丘疹、糜烂伴少量渗液者效果最佳；对局部有较多渗液或伴浅部溃疡及染毒者，应在本方基础上重用清热解毒燥湿之药，或酌情予以外用药物。另外对下肢静脉曲张患者，平时常以本方加减内服，对改善下肢血液循环，预防淤积性皮炎的发生有良好作用。

（七）升麻鳖甲汤

升麻鳖甲汤出自《金匮要略》，全方由升麻、当归、蜀椒、甘草、鳖甲、雄黄组成。方中当归益气养血而固本，升麻疏风散邪，鳖甲育阴潜阳，搜剔络脉之虚风蜀椒温中止痛，甘草缓急，调和诸药。诸药合用，使气血得充，卫表得固，可除内外之风邪，对慢性荨麻疹有较好疗效。

（八）消风散

"消风散内有荆防，蝉衣胡麻苦参苍。膏知归地莠通草，风疹湿疹服之康"。大凡从事中医皮肤科的医生都能背诵这首方歌。消风散出自陈实功《外科正宗》，具有疏风清热，养血祛湿之效。方中荆芥、防风、牛蒡子、蝉脱祛风止痒为君，以除在表风邪，苍术燥湿祛风，苦参燥湿清热，木通渗利湿热为臣药，佐以石膏、知母清热泻火，当归、生地黄、胡麻养血活血，生甘草清热解毒，调和诸药，为使药。诸药合用，使风湿得祛热邪得清，血脉调和，瘙痒自止。

风热偏盛，可去石膏、知母，加桑叶、菊花、连翘、金银花以疏风透热；如内风为患加羚羊角、钩藤以平息肝风，加白芍以柔肝；如湿热偏盛，可加栀子、白鲜皮、茵陈以清热利湿；如脾虚湿盛则去石膏、知母、生地黄，加川芎配合荆芥、防风以升清，加藿香、泽兰、佩兰以芳香化湿，加茯苓以淡渗利湿。热邪偏盛合用黄连解毒汤以清热解毒；血热者加牡丹皮、郁金以清热凉血。如果方加减得当可治疗荨麻疹、神经性皮炎、虫咬皮炎、过敏性皮炎、药疹等多种皮肤病。

二、外治验方

冯宪章在 50 多年的临床实践中，自制多种外用制剂，临床疗效显著，现介绍如下。

1. 过敏散

处方：滑石、煅炉甘石、黄柏、枯矾、薄荷冰等。

主治：痱子、过敏性皮炎。

用法：外用适量，撒布患处。

注意事项：涂抹后皮肤泛红、瘙痒，停止使用。

2. 海马拔毒散

处方：紫草、海马、血竭、乳香、没药、琥珀等。

主治：解毒、去腐生肌，用于各种久治不愈之溃疡。

用法：外用，先清洗疮面，将本品撒于疮面，每日 1 次。

注意事项：涂抹后皮肤泛红、瘙痒，停止使用。

3. 黑风散

处方：苍术、黄柏、青黛、黄连、大黄、枯矾等。

主治：清热燥湿、收敛。用于急慢性湿疹及渗出性皮肤病。

用法：外用，将药粉涂于消毒纱布上敷患处，每两日换药 1 次。

注意事项：涂抹后皮肤泛红、瘙痒，停止使用。

4. 牛皮癣药水

处方：海桐皮、白鲜皮、土荆皮、蛇床子、大枫子、樟脑等。

主治：清热解毒、除风止痒杀虫。主治牛皮癣、体癣、甲癣等。

用法：用本品涂擦患处，每日 3 次，或浸泡指甲，每次半小时。

注意事项：涂抹后皮肤泛红、瘙痒，停止使用。

5. 五石散

处方：滑石、煅石膏、煅炉甘石、枯矾、广丹等。

主治：湿疹。

用法：外用适量，撒布患处，隔日 1 次；或用香油调成糊状涂患处。

注意事项：涂抹后皮肤泛红、瘙痒，停止使用。

6. 股癣外洗方

处方：丁香、黄连、土槿皮、白鲜皮、苦参、蛇床子等。

主治：股癣。

用法：水煎外洗。

注意事项：涂抹后皮肤泛红、瘙痒，停止使用。

7. 白癜风方

处方：补骨脂、乌梅、紫草、白蒺藜等。

主治：白癜风。

用法：以上药物加入 75% 酒精浸泡 5 天，去除药渣备用。用棉签沾药水涂搽患处，每日 1 次。

注意事项：涂抹后皮肤泛红、瘙痒，停止使用。

第三节　用药规律

"医生不精于药，难以成良医"。冯宪章特别重视临床实践，提倡在坚持中医辨证论治的基础上取现代药理学之长，衷中参西，发前人所未发。在长期临床实践中对传统中药有了新认识，进一步拓展了其应用，并善用药对，对读者有很好的启发。

一、临床用药，量大力专

冯宪章认为，古代的中草药均为野生的，纯天然的，药材地道，功效好，经方药材用量轻灵，就能够收到很好的疗效。而现代的中药材大多数为人工种植，药效相对于古代要差一些，故现代的中草药用量不能照搬古代的药量，要在古代中草药用量的基础上有所增加，这样才能量大力专，药到病除。如果用药量少，只能杯水车薪，难以凑效。在临床实践中，常用的清热解毒类的中草药如金银花、土茯苓、蒲公英、白花蛇舌草等用量常在 30g 以上，常用的清热凉血类的药物如紫草、茜草、赤芍、牡丹皮等用量常在 20g 以上，白茅根、水牛角、生地黄用量常在 30g 以上，补益类的中草药如黄芪、山药等用量常在 30g 以上，黄芪最大量可以用到 90g。当然具体用量要根据患者的具体情况而定，例如生地黄有清热、凉血、滋阴的作用，有类激素样的作用，同时又可以润肠通便，对于红斑狼疮、皮肌炎、天疱疮等免疫性皮肤病可以用 30 ～ 40g，对于大便稀，服药后腹泻的患者则要减量。

二、麝香治斑秃

冯宪章治疗普通斑秃常在辨证基础上加用麝香 0.3g 冲服，一周即能长出毳毛，见效之速令人惊异，方中其他药即寻常补肾益精血之药，如当归、首乌、阿胶、菟丝子等，其效缓，在临床常用之，快者一个月左右才可长出新发。由此可断定麝香在治疗普秃中有重要的作用，是取效之关健。《医学入门》云："麝香通关透窍，上达肌肤，内入骨髓，与龙脑相同，而香窜又过之。"《本草经疏》："麝香其香芳烈，为通关利窍之上药，凡邪着人，淹代不起，则关窍闭塞，辛香走窜，自内达外，则毫毛骨节俱开，邪从此而出。"《本草述》："麝香之用，其要在能通诸窍之语……其用之为使者，实用之为开关夺路，其功更在龙脑、牛黄之先也。"我院一老药工回忆，其父大腿疮疡久不愈合，用麝香壳贴敷一夜而愈。在《医林改错》中王清任治疗头部瘀血之通窍活血汤，亦加用麝香 5

分冲服。从以上论述可以得知麝香辛香走窜之力雄厚，非常药可及，其他药物正因为加了麝香而陡增奇效。

三、藏红花治疗脂溢性脱发

冯宪章在治脂溢性脱发时，常在辨证基础上加用藏红花2g另煎，亦可在短期内长出新发，使头发重新恢复至从前之密度。西医认为治疗此病疗效较好的方法为外用长压定与内服非那雄胺，但需长时间用药才能收效，藏红花却能在短期内达到生发效果。《增订伪药条辨》言："西藏红花效力甚强，为红花中之极品。"推测藏红花能有如此疗效是改善了毛囊周围血液循环，为毛根提供了营养。

四、其他特色用药

冯宪章常用细辛配冬瓜仁、生薏苡仁、白附子、炒杏仁治疗黄褐斑；用全蝎治疗顽固性皮肤瘙痒；用丁香配黄精治疗真菌感染，丁香配香附煎水外洗可除瘙痒，配五加皮可治疗湿疹；用藁本治疗粉刺；用苦参配蝉蜕、乌梢蛇、麻黄治疗全身瘙痒；用泽泻祛湿泄热，配羌活治疗发蛀脱皮；用赤小豆配丹参治疗狐惑病（白塞病）；用金钱草止痒；用山豆根研汁外涂能治秃疮；龙胆草清肝胆实火，是治疗阴中湿疹、女阴溃疡的主药；青蒿内服、外洗均有良好的止痒作用；金银花能清风湿之热，解血分之毒，炒炭则专解血分热毒，有退热之效；玳瑁能解毒，治多型红斑、牛皮癣（红皮病型）

疗效可靠；羚羊角凉肝息风，治疗红斑狼疮高热甚效；茜草能活血化瘀，提高免疫力；西红花治疗斑秃甚效；槐花可治疗银屑病；郁金治疗带状疱疹伴有神经疼疗效可靠；泽兰补而不滞，行而不峻，是治疗女性各种皮肤病的要药；蒲黄治疗过敏性紫癜肾炎疗效较好；淫羊藿对银屑病静止期顽固皮损有效；五加皮可治疗女性阴中湿痒；威灵仙、苍耳子、地肤子、艾叶煎水外洗，可治疗掌趾脓疱。

五、注重实践经验

冯宪章认为，实践是检验真理的唯一标准。学医是为了治病，最终要落实在疗效上。熟读王叔和，还要临证多，作为一个医生，要重视成功与失败的经验教训，这些成败的感受稍纵即逝，要挤出时间记录下来。成功者分析其机理，总结经验，失败者查阅资料，总结教训，这样日积月累才可进步。

冯宪章早年治疗银屑病，崇尚朱仁康、赵炳南的观点，从血热、血燥论治，疗效不确切。有效者多为青少年，所以他认为青少年血气方刚，阳热偏盛，若受外界因素侵扰，易致血热毒邪外壅肌肤而发病，故而采用凉血解毒法有效。而相当多的患者有冬重夏轻，冬病夏愈倾向，因此冯宪章悟出此类患者属于阳虚体质，于方中加入仙灵脾、枸杞子等温补肾气之品而获效。

第四节　典型病案

一、银屑病

案 1

徐某，女，24 岁。2013 年 3 月 6 日初诊。

主诉：四肢、躯干泛发红色皮疹，伴白屑瘙痒两年余。

现病史：两年前伤风感冒后，下肢始出现红色皮疹，未曾重视，后逐渐泛发至四肢、躯干，且皮疹表面有白屑，瘙痒明显，曾于当地医院诊为"牛皮癣"，曾外用激素治疗，部分皮损已变硬，病情时轻时重，一直未能痊愈。近一个月来又有新出皮损，瘙痒明显，遂来我院门诊就诊。平素咽痒干痛，饮食尚可，二便调，情绪不佳。

检查：一般内科检查未见异常。皮肤检查四肢、躯干泛发榆钱大小红色斑，表面覆有较薄的银白色鳞屑，鳞屑周围有明显红晕，基底部呈红色浸润，鳞屑强行剥离后底面可见筛状出血点。下肢部分皮损融合成片，触之质硬。舌质淡红，苔薄白，脉沉细。

中医诊断：白疕。

西医诊断：银屑病进行期。

中医辨证：血热受风，病程日久化燥，发为白疕。

立法：养阴清热，凉血、活血、散风。

处方：当归 20g，金银花 30g，鳖甲（醋炙）20g，地骨皮 30g，北沙参 30g，土茯苓 30g，麦冬 30g，鬼箭羽 30g，侧柏叶 15g，茜草 20g，淫羊藿 10g，青黛 10g，牛蒡子（炒）10g，生甘草 10g。水煎服，日 1 剂，分早晚两次饭后服用。

3 月 29 日二诊：皮损较前有明显好转，鳞屑逐渐变薄，脱屑期延长，有部分皮损消失。在前方基础上去掉淫羊藿，加玄参 20g，忍冬藤 30g。

4 月 8 日三诊：服前方后患者自述小腹部胀，下肢发胀，皮损较前好转，皮肤干燥，脉沉细。加大清热凉血之品，在前方基础上去掉侧柏叶，鬼箭羽，忍冬藤，加用生地黄 20g，白茅根 30g，厚朴 10g，麦冬改为 20g；配用皮肤净软膏外搽。

4 月 24 日四诊：皮损较前明显减轻，有痒感，脉沉细，苔薄。在前方基础上加白花蛇舌草 30g，重楼 10g。配用皮肤净软膏外搽。

5 月 8 日五诊：大部分皮损已趋于消失，见数个坚硬斑块未消，在前方基础上去掉麦冬，加淫羊藿 10g，山慈菇 20g，生牡蛎 20g。

5 月 21 日六诊：皮损已基本消失。按前方继续巩固治疗 1 周。

按：患者本因感受外邪，入里化热，血热内盛，外发肌肤而出现红斑鳞屑，病久热邪耗伤阴液，营血亏虚，血虚失养而化燥，鳞屑多，病久多瘀，瘀血阻滞经络，而出现皮损质硬。治疗以养阴清热，凉血活血为主，其中鳖甲养阴清热，地骨皮清虚热，配合麦冬、北沙参滋阴，当归活血养血，鬼箭羽活血，土茯苓、金银花清热解毒，紫草、青黛凉血，诸药合用，共奏养阴清热，凉血活血通络之功。而方中用淫羊藿温阳祛风除湿。对于肥厚坚硬斑块，冯宪章认为多为阴证，故采用温阳以治之，临床实际效果甚佳。患者二诊时皮损明显好转，加用玄参以清热养阴，忍冬藤通络去斑。三诊有少许新发皮损，并有腹胀不适，停用温阳活血之剂，以免动血生风，风热相搏，加重病情，并加用清热凉血之生地黄、白茅根以清血分之热。五诊皮损仍见少许坚硬皮损，加淫羊藿、山慈菇、牡蛎以温阳软坚散结。现代药理研究显示山慈菇含有多种生物碱，能提高肿瘤细胞中的环磷酸腺苷（cAMP）水平，抑制肿瘤细胞有丝分裂和增殖，从而对银屑病起效，但该药物有小毒，应用应注意剂量。

案 2

李某，女，29 岁。2012 年 3 月 6 日初诊。

主诉：全身散在红色斑块伴疼痒脱屑 10 年。

现病史：10 年前无明显诱因躯干、四肢出现少许粟粒或黄豆大小红斑丘疹，上有银白色鳞屑，部分连片呈斑块，曾于当地医院诊为银屑病，多次治疗，效不佳，病情时轻时重，反复发作。平素皮损遇热瘙痒明显，近期因感冒后皮损加重，骤然泛发全身，瘙痒明显，脱屑增多，遂来我院门诊就诊。平素睡眠差，入睡困难，饮食尚可。

检查：一般内科检查未见异常。皮肤检查：颈项部、四肢、躯干见较多粟粒或蚕豆大小红色丘疹、斑块，部分连片，基底部呈红色浸润，表面覆有多层银白色鳞屑。银屑病三联征阳性。舌质红，苔白厚，脉弦细。

中医诊断：白疕。

西医诊断：银屑病进行期。

中医辨证：血热蕴湿，郁久化火，发为白疕。

治法：清热凉血，除湿解毒。

处方：当归20g，金银花30g，白茅根30g，茜草30g，醋鳖甲30g，土茯苓30g，白花蛇舌草30g，重楼10g，水牛角30g，青黛10g 牛蒡子10g，龙胆草20g，焦栀子10g，侧柏叶15g，玄参20g，生地黄20g，甘草10g，酸枣仁（炒）10g。

10剂，水煎服，日1剂，分早晚两次饭后服用。

3月18日二诊：原有皮损好转，上肢部又有少量新出皮损；舌质红，苔薄，脉弦细。在前方基础上加紫草30g。

3月27日三诊：服前方10剂后，原有皮损消退，部分已显露出正常皮肤，双手臂又有少量新出皮损，舌质红，苔白，脉弦。在前方基础上加用生牡蛎30g，玄参20g，地骨皮20g。

4月5日四诊：原有皮损基本消退，但仍有少部分新出皮损，苔薄，脉沉细。在前方基础上加牡丹皮10g，小蓟20g，紫草20g。

4月22日五诊：睡眠改善，原有皮损进一步好转，但近日皮损发红，脉沉细，苔薄。在前方基础上加淫羊藿10g。

5月3日六诊：近日感冒，又有少量新皮损出现，皮损发红，脉沉弦，苔薄，皮肤划痕试验阳性。在前方基础上去掉淫羊藿，加徐长卿 30g。

5 月 15 日七诊：睡眠进一步改善，部分皮损已趋于消失，未有新出皮损，脉沉细，苔薄。在前方基础上加山慈菇 10g。

5 月 23 日八诊：皮损消失，未有新出皮损，睡眠可，基本治愈。

按：本例患者，病程日久，时有反复，阴血已伤，血燥肌肤失养，重用醋鳖甲、玄参、生地黄、当归、地骨皮等养阴清热为其治疗特点之一，复发乃血热蕴湿，郁久化火，又外受风热之邪而致，冯宪章认为银屑病除了"血热"的核心病机，不能忽视毒邪，在清热凉血基础上加用解毒之剂，在赵炳南先生的"凉血五根汤"基础上加用金银花、白花蛇舌草、重楼等清热解毒。患者舌红，苔白厚，示有湿邪，湿易阻滞经络，郁而化热，经络阻滞，皮肤失荣，表现为肥厚性斑块、鳞屑，故予以龙胆草、焦栀子清热燥湿泻火。

案 3

唐某，女，24 岁。2013 年 3 月 18 日初诊。

主诉：全身出现散在性红色斑块伴脱屑 8 年余，加重半年。

现病史：8 年前无明显诱因出现上述症状，当地医院诊为银屑病，用药不详，用药后皮损好转，半年前复发，在当地医院治疗效果不佳，遂来我院门诊就诊。

检查：一般检查未见异常。皮肤检查：头皮、四肢、躯干均有散在绿豆或榆钱大小红色斑块，表面覆有银白色鳞屑，皮损基底部浸润不明显，以颈部、下肢较多，部分连接成片。

银屑病三联征。舌质红，苔白，脉沉细。

中医诊断：白疕。

西医诊断：银屑病进行期。

中医辨证：血热受风，发为血热型白疕。

立法：清热凉血，活血散风。

处方：当归20g，金银花30g，白茅根30g，茜草20g，醋鳖甲20g，土茯苓30g，地骨皮30g，藕节炭20g，忍冬藤20g，青黛10g，牛蒡子10g，甘草10g，白花蛇舌草30g，水牛角粉20g。

水煎服，日1剂，分早晚两次饭后服用。

4月17日二诊：服前方1月后，皮损较前有好转，皮损变薄，脱屑期延长，脉沉迟，苔薄。在前方基础上加淫羊藿10g。

5月15日三诊：服前方1月后，皮损大部分已消失。近日来吃药后面部渐红，脉沉细，苔薄。在前方基础上去掉淫羊藿，加鬼箭羽30g，生牡蛎20g。

5月31日四诊：服上方半月后无不适，皮损已基本消失，未有新出皮损，舌淡红，苔薄白。在前方基础上加山慈菇10g，补骨脂20g。

6月15日五诊：皮损消失，未有新出皮损。

按：本例患者，颈部、下肢皮损多，舌红苔白，以上焦虚火、下焦湿热为主，皮损基底浸润不明显，日久损耗阴津，肌表以热、燥为重，阴火内盛，血热妄行，溢出血络之外而成瘀，再加虚火久蒸，干血内结，瘀滞不通，久则瘀血不去，新血不生，肌表不养，鳞屑即起。本病治疗以清热凉血，活血散风为主，醋鳖甲、地骨皮滋阴潜阳、清热除蒸，金银花、牛蒡子疏散风热，透热转气，使热从气出，土茯苓、白茅根、白花蛇舌草清利下焦湿热，当归、藕节炭、茜草合用，既敛妄行之血，又活血祛瘀，茜草、青黛、水牛角偏走血分，凉血解毒，忍冬藤通经舒络，使气血通畅，瘀血不生，甘草调和诸药。二诊病情好转，前方治疗有效，虚火已清，加淫羊藿益精温阳，阳中求阴。三诊阳气得复，正气得生，可加鬼箭羽、生牡蛎破血除瘀，软坚散结，去除顽固性瘀血痰结。四诊皮疹基本消失，加山慈菇、补骨脂，补充正气，祛痰散结，巩固疗效。

案 4

张某，女，30 岁。2013 年 4 月 17 日初诊。

主诉：头部、背部、腹部散在红斑丘疹伴脱屑 10 年余。

现病史：10 年前无明显诱因出现上述症状，曾在北京空军总医院诊为银屑病，治疗后皮损无好转。遂来我院门诊就诊。

检查：一般内科检查未见异常。皮肤检查：头部、背部、腹部泛发蚕豆或榆钱大小红色斑，表面附有较薄的银白色鳞屑，基底部浸润不明显，鳞屑强行剥离后底面可见筛状出血点。部分皮损连接成片，质硬。舌质淡，苔薄白。脉沉迟。

中医诊断：白疕。

西医诊断：银屑病静止期。

中医辨证：血热日久化燥，发为血燥型白疕。

立法：凉血活血，滋阴养血润燥。

处方：当归 20g，玄参 30g，北沙参 20g，生牡蛎 20g，醋鳖甲 20g，侧柏叶 15g，茜草 20g，地骨皮 20g，鬼箭羽 20g，土茯苓 30g，麦冬 20g，青黛 10g，甘草 10g，金银花 30g，牛蒡子 10g，生地黄 20g。水煎服，日 1 剂，分早晚两次饭后服用。

路路通 30g，侧柏叶 30g，鲜柳树枝 20g。水煎外洗头部，日 1 次。

配用药：卡泊三醇膏外搽。

5 月 17 日二诊：服前方 1 个月后，皮损部分消失，在背部仍有明显皮损存在，局部有轻度角化，脉沉细。在前方基础上加淫羊藿 10g，山慈菇 10g。外洗药同前。

5 月 31 日三诊：服用前方后大便稀，一日 2 次，皮损大部分已消失，局部仍有轻度角化，未有新出皮损，舌质淡红，苔薄白。在前方基础上改鬼箭羽为 30g。水煎洗药及配用药同前。

6 月 12 日四诊：皮损已消失，未有新出皮损，基本治愈。遵照前方巩固用药 1 周。

按： 此患者病程日久，皮损无明显进展，为银屑病静止期，阴血久伤，燥邪盛，阴亏则血滞，治以凉血活血，滋阴养血润燥为主。玄参、北沙参、麦冬、生地黄养阴润燥，皮疹质硬，以生牡蛎、醋鳖甲软坚散结，青黛、茜草、侧伯叶清血分之热，牛蒡子、土茯苓解血分之毒，再加地骨皮清气分之虚火，金银花、牛蒡子透热转气，使热从气出，火热由里及外，层层而出。当归、鬼箭羽活血破瘀，和侧柏叶并用活血不破血，止血不留瘀；以路路通、侧柏叶、鲜柳树枝煎水外洗为本病的治疗特点之一,三药配伍外洗可祛风除湿凉血,为冯宪章经验用药,治疗寻常型银屑病疗效佳。二诊患者局部皮损顽固,加用淫羊藿以温阳通络,山慈菇软坚散结。患者三诊症状明显好转,未有新皮疹,仍有轻度角化,鬼箭羽加量,增强活血破瘀之效。

案5

孟某,女,23岁。2013年3月25日初诊。

主诉:全身散在性红色斑块伴脱屑3年。

现病史:患者3年前无明显诱因出现上述症状,曾在某医院就诊,诊为银屑病,给予外用及口服汤药,疗效不佳,近来感冒后皮损增多,偶有痒感,今来我院门诊就诊。

检查:一般内科检查无明显异常。皮肤检查:患者全身散在红色斑块,大小不一,部分连接成片,周围有明显红晕,基底呈红色浸润,表面覆有较厚银白色鳞屑,剥除鳞屑后有透明薄膜和出血点。舌暗,苔薄,脉细。

中医诊断:白疕。

西医诊断:银屑病进行期。

中医辨证:血热证。

治法:清热凉血解毒,活血消斑。

处方:

(1)当归20g,茜草20g,土茯苓30g,白茅根30g,金银花30g,白花蛇舌草30g,龙胆草10g,青黛10g,牵牛子(炒)10g,墨旱莲20g,栀子(炒)10g,重楼10g,牡丹皮10g,蒲公英20g,甘草10g,水牛角粉20g,板蓝根30g。

水煎服，日 1 剂，分早晚两次饭后服用。

（2）复方青黛胶囊 0.5g×2 盒，每次 1g，口服，每日 3 次。黄连紫草膏 20g×1 支，混合外搽。

4 月 1 日二诊：皮损较前有好转，皮损变薄，鳞屑减少，眠差，脉沉细，苔薄。拟前方去土茯苓，加川芎 10g，炒酸枣仁 10g，中成药同前。

4 月 19 日三诊：近日小腿内侧出现瘙痒伴红色丘疹，大部分皮损趋向消退，脉沉细，苔薄，拟上方去牡丹皮，加侧柏叶 15g，生牡蛎 20g。

4 月 30 日四诊：原皮损大部分消失，加山慈菇 10g，炒补骨脂 10g。

按：患者皮疹不断增多，鳞屑较厚，处于银屑病进展期，进展期以血热为主，且患者感受外邪，入里化热，热邪蕴于血分，加重血热，迫血妄行，灼伤血络，形成斑疹；热盛伤阴，炼血成瘀，结聚络中，血瘀津滞，肌表不濡，鳞屑即起，治疗以清热凉血解毒，活血消斑为主。以茜草、牡丹皮、水牛角、墨旱莲清血分热，金银花、蒲公英、板蓝根、栀子、重楼清气分热解毒，龙胆、青黛泄肝胆湿热，白茅根凉血利尿，使热邪从小便而出，当归、牡丹皮补血活血，土茯苓利湿健脾，淤血、痰湿已除，气血畅通，郁热则无以为生，则痈肿不生。二诊病情稳定，进入银屑病静止期，眠差，脉细，阴血已伤，故去土茯苓，避免加重燥热，加川芎、酸枣仁活血行气、养血安神。三诊皮疹已大部分消退，进入银屑病消退期，加侧伯叶凉血活血，牡蛎重镇止痒。四诊病情好转，加山慈菇清热解毒、消肿散结祛余邪，加补骨脂补阳益肾固根本，巩固治疗。

案6

张某，女，30岁。2013年4月17日初诊。

主诉：头部、背部、腹部起红斑丘疹鳞屑10余年。

现病史：患者10年前无明显原因出现上诉症状，病后曾与多处多次求诊治疗，诊为银屑病，经治疗皮损无好转。今来我院求诊，诊为白疕。

检查：头部、背部、腹部散在红色斑块，大小不一，部分连接成大片，基底呈暗红色，表面覆有厚层银白色鳞屑。舌质暗，苔薄，脉沉迟。

中医诊断：白疕。

西医诊断：银屑病静止期。

中医辨证：血燥型。

治法：活血化瘀，滋阴清热。

处方：

（1）当归20g，金银花30g，玄参30g，北沙参20g，生牡蛎20g，生地黄20g，醋鳖甲20g，侧柏叶15g，茜草20g，地骨皮20g，鬼箭羽20g，土茯苓30g，麦冬20g，青黛10g，甘草10g，牛蒡子10g。15剂，水煎服，日1剂，早晚分服。

（2）路路通30g，侧柏叶30g，柳树枝20g。4剂，水煎洗患处，日1剂。

（3）卡泊三醇膏10g×1支，外搽。

5月15日二诊：服药后皮损大部分消失，在背部还有明显皮损存在，局部有轻度角化，脉沉细。拟上方加淫羊藿

10g，山慈菇 10g，15 剂，水煎服，日 1 剂，早晚分服。

黄连紫草膏 20g×2 支，外搽；复方青黛胶囊 0.5g×3 盒，每次 1g，口服，每日 3 次。

6 月 1 日三诊：皮损基本全部消失，基本治愈。拟上方 15 剂巩固疗效。

按：患者皮疹无明显增多，处于银屑病静止期，热久成瘀，热久伤阴，瘀血不通，津液不运，肌肤失养，鳞屑即起，遂以活血化瘀，滋阴清热为法。鳖甲、地骨皮清透虚热，生地黄、玄参、北沙参、麦冬滋阴润燥凉血，茜草、侧柏叶凉血，金银花、青黛清热解毒，土茯苓解毒除湿，当归、鬼箭羽活血化瘀，生牡蛎重镇止痒，软坚散结，对于肥厚性皮损效果较佳，外加路路通、侧柏叶、柳树枝外洗，凉血舒络。二诊皮疹大部分消退，但局部皮损仍角化增厚，加淫羊藿温阳，经络得温则通，山慈菇散结。西医学认为山慈菇抑制肿瘤细胞有丝分裂和增殖，对银屑病也有效。

案 7

李某，男，48 岁。2011 年 10 月 12 日初诊。

主诉：头部片状红斑丘疹伴脱屑、夜晚瘙痒 6 年。

现病史：患者 6 年前无明显诱因出现上述症状，曾于某中医院求诊，诊为白疕，给予口服中药治疗，效果不佳，今皮损瘙痒，夜晚尤甚，眠差。故来求诊。

检查：患者头部泛发红色斑丘疹，连接成片，表面覆盖厚层银白色鳞屑，刮除鳞屑可见透明薄膜和出血点，其发呈束状。舌质暗，苔薄，脉沉细。

中医诊断：白疕。

西医诊断：银屑病进行期。

中医辨证：血热型。

治法：清热凉血解毒，活血消斑。

处方：金银花 30g，白茅根 40g，茜草 30g，牛蒡子 10g，青黛 10g，墨旱莲 30g，水牛角粉 30g，土茯苓 30g，生牡蛎 20g，甘草 10g，当归 20g，白花蛇舌草 30g。

7 剂，水煎服，日 1 剂，早晚分服。

10 月 21 日二诊：头部皮损较前明显好转，色淡，鳞屑变薄，瘙痒明显减轻，脉细数，苔薄质暗。拟原方加紫草 20g，15 剂，水煎服，日 1 剂，早晚分服。

2012 年 1 月 4 日三诊：头部皮损较前好转，余留皮损趋向消失，鳞屑期延长，苔薄质暗，脉沉细，调整方药，具体如下：

当归 20g，金银花 30g，白茅根 30g，土茯苓 30g，茜草根 30g，地骨皮 20g，重楼 10g，水牛角粉 20g，乌梅 20g，生牡蛎 30g，青黛 10g，忍冬藤 20g，威灵仙 10g，甘草 10g，龙胆草 20g。15 剂，水煎服，日 1 剂，早晚分服。

蜈黛软膏 20g×4 支，外搽。

2012 年 3 月 2 日四诊：患者头胸部皮损基本消失，无明显瘙痒，苔薄质暗，脉沉细。拟原方加淫羊藿 10g，15 剂，巩固疗效。

按：银屑病属中医白疕范畴，是一种常见的红斑鳞屑性皮肤病，该病病程缓慢，易复发。历代中医文献中所记载的"松皮癣""疕风""干癣""蛇虱"等均属于该病范畴。白疕作为病名始载于清代《外科大成·卷四》，"白疕，肤如疹疥，色白而痒、搔起白疕，俗称蛇虱，由于风邪客于皮肤，血燥不能荣养所致"。《医宗金鉴·外科心法要诀》记载："白疕之形如疹疥，色白而痒更多不快，由风邪客皮肤，亦由血燥难荣外。"描述了白疕的主要症状和病因。

中医认为本病主要由于素体热盛，复外感六淫，或过食辛辣炙煿之品，或七情内伤等因素使内外合邪，内不得疏泄，外不能透达，化火生热，热蕴血络，瘀滞肌肤而成。冯宪章认为此病发生与血热密不可无分；血热日久煎灼阴血易生血燥，致血行不畅，日久生瘀。临床辨证主要可分为血热、血燥、血瘀三型，主要以清热解毒、凉血活血、养血润燥、活血祛瘀为治则。但瘀血阻滞常兼夹血热、血燥，治疗时常酌情配伍活血祛瘀药；又因风为六淫之首、百病之长，风邪善行数变易袭人体肌表头面，在皮肤病中一些瘙痒性，以风团、丘疹、脱屑为主要皮损的皮肤病常与外风有关，因此在银屑病的治疗中适当配伍疏风散邪之品如牛蒡子、忍冬藤，常可起到良好效果。对于病程日久的患者，血热、血燥并存，不能截然分开，在治疗的过程中清热凉血药和养阴润燥药常相互配伍以提高临床疗效。

冯宪章治疗银屑病注重内外兼治、中西药合用，复方青黛胶囊可以清热解毒、化斑消瘀、祛风止痒，对于进行期银屑病有很好的疗效，皮肤净软膏、卡泊三醇膏等外用药可提高疗效。银屑病本身就有毛细血管扩张表现，丹参可凉血活血化瘀，但其有扩张血管的作用，所以在银屑病的治疗中应尽量少用或不用，冯宪章尤其注重茜草的使用，茜草不仅有凉血止血，活血化瘀之效，而且茜草提取物具有升高白细胞的作用，提高机体免疫力效果明显，在银屑病的治疗中应注重茜草的应用。

二、副银屑病

案 1

曹某，男，34 岁。2013 年 5 月 8 日初诊。

主诉：上肢出现红色丘疹伴脱屑半月余。

现病史：半月前无明显诱因出现上述症状，未曾在意，皮损出现半月后未见好转，遂来我院门诊就诊。

检查：一般内科检查未见异常。皮肤检查：上肢伸侧散在分布褐红色针头或指甲盖大小的丘疹，附有少许鳞屑，刮之未见出血点。皮肤划痕实验阳性。舌质红，苔薄白。脉滑。

中医诊断：逸风疮。

西医诊断：副银屑病。

中医辨证：素为热体，春夏之交感受风热之邪，风热相搏，客于肌肤，发为血热夹风型逸风疮。

立法：清热解毒，凉血疏风。

处方：当归 20g，生白芍 20g，徐长卿 30g，金银花 30g，白茅根 30g，茜草 20g，土茯苓 30g，白花蛇舌草 30g，重楼 10g，墨旱莲 20g，牡丹皮 10g，青黛 10g，牛蒡子（炒）10g，生甘草 10g。

7 剂，水煎服，日 1 剂，分早晚两次分服。

5月15日二诊：皮损好转，颜色变浅，在前方基础上去掉牡丹皮、牛蒡子，加鬼箭羽20g，生牡蛎20g。

5月31日三诊：皮损进一步好转，颜色趋于正常，鳞屑消失。在前方基础上加醋鳖甲20g，枸杞子20g。

6月7日四诊：原有皮损消失，未有新出皮损，皮肤划痕实验阴性。

按：副银屑病属中医逸风疮范畴，是一种以持久性、鳞屑性、炎症性皮疹为特征的皮肤病。多见于青壮年男性，属于少见病。中医认为主要与风热相搏、气滞血瘀、湿蕴中焦等有关，常以凉血疏风、清热解毒、滋阴养血、行气化瘀、健脾除湿为主要治则。冯宪章治疗此病主要从清热解毒，凉血疏风着手，金银花、白茅根、白花蛇舌草、重楼清热解毒；当归、生白芍养血；茜草、牡丹皮凉血活血；白茅根、青黛清热凉血；墨旱莲滋补凉血；土茯苓解毒除湿；炒牛蒡子疏散风热、解毒；徐长卿擅祛风通络、活血止痒，且有提高机体免疫力的作用，可适当加大用量。二诊皮损好转，去牡丹皮、牛蒡子，加用鬼箭羽、牡蛎以加强活血软坚，促进皮损消退。治疗后期注重扶正，加醋鳖甲、枸杞子滋阴养血；复方甘草酸苷为非激素类抗炎药，有多重抗炎效果，亦可提高机体免疫力，被广泛应用于皮肤病的治疗；地塞米松片研成粉与黄连紫草膏调匀后外搽为冯宪章经验用药，内外合治，增强疗效。

三、白癜风

李某，女，30 岁。初诊日期：2013 年 3 月 20 日。

主诉：背部出现数个片状白色斑 1 月余。

现病史：患者 1 个月前不明原因出现上述症状，皮损边界清楚，无自觉症状，患处毛发变白，曾与当地医院求诊，诊为白癜风，具体用药不详，效不佳，现求治于我科。

检查：皮损边界清楚，触之不碍手，压之不变色亦无压痛。舌质淡红，苔薄白。脉细弦。

中医诊断：白驳风。

西医诊断：白癜风。

中医辨证：气血不和型。

立法：活血祛风，调和气血。

处方：

（1）补骨脂（炒）30g，紫草 30g，乌梅 30g。

4 剂，煎水洗患处，日 1 剂。

（2）地塞米松磷酸钠注射液外搽；复方浮萍丸，口服。

4 月 5 日二诊：皮损部色素有所加深，用药后无不适，按前方继续用半个月。

4 月 27 日三诊：皮损处肤色接近正常，用药后无不适，按前方继续巩固用药 10 天。

按：白癜风是一种原发性、局限性、泛发型色素脱失症。多因外感风邪、肝气郁结，或肝肾不足、气血不和，或肌肤失养所致。常以活血祛风，调和气血为治则。冯宪章治疗此病，既循常法也有自己的独到见解，注重外部用药，重用补骨脂、紫草、乌梅。补骨脂为温阳之品，现代药理研究发现它可以促进皮肤色素沉着，临床上有用补骨脂注射液治疗白癜风的案例；紫草有清热凉血、活血解毒、透疹的功效，是临床常用药，因其根为紫色，曾作为染色剂在民间应用，冯宪章依此在白癜风的治疗中重用紫草，以促进皮损部皮肤色素沉着；乌梅可协同补骨脂、紫草促进皮损处色素沉着。冯宪章治疗此病采用中西医结合疗法，在中药熏洗后外搽激素类药物，如地塞米松磷酸钠注射液，并口服复方浮萍丸，调内以治外，疗效显著。

四、鹅掌风

康某，男，55岁。2013年3月2日初诊。

主诉：双手红斑疹痒干裂30年，加重1个月。

现病史：30年前不明原因出现上述症状，期间四处求医问药，病情时好时坏，今冬加重，痒甚，干裂痛，饮食睡眠尚可。来我院门诊治疗。

检查：双手皮肤干燥脱屑，肥厚粗糙，左手掌根处有一长5cm，深2cm裂口，裂口周围皮损角化，触之硬，按压痛，无分泌物。舌质红，少津，苔薄黄。脉沉细。

西医诊断：手癣。

中医诊断：鹅掌风。

中医辨证：风燥型。

立法：祛风杀虫止痒，散结通络止痛。

处方：

（1）红花 20g，白芥子 20g，猪牙皂 10g，艾叶 20，透骨草 20g，侧柏叶 30g，皂角刺 12g，大风子 20g，地骨皮 30g，夏枯草 20g。8 剂，水煎外洗，日 1 次。

（2）外用维 A 酸软膏和皮肤净软膏，交替使用，每日 1 次

3 月 27 日二诊：经治疗后皮损角化好转，痒减轻，以温经通络之法，猪牙皂 10g，艾叶 20g，王不留行 20g，侧柏叶 30g，水煎外洗。继续配合外用维 A 酸软膏和皮肤净软膏。

5 月 8 日三诊：经治疗后皮损角化明显好转，龟裂渐消，痒减轻，继以温经散结之法，配以祛风润燥，在前方基础上去王不留行，加白及 30g，大风子 20g，火麻仁 30g，水煎外洗。

5 月 25 日四诊：皮损消失，恢复良好。

按：手癣属中医鹅掌风范畴，是手部皮肤的浅部真菌病。常由外感湿热，毒蕴皮肤，毒邪相染或虫毒沾染而生。湿热虫毒郁阻皮肤，久则脉络郁阻，血不荣肤，以致皮肤皲裂，形如鹅掌。此例患者病程日久，治疗初期以祛风杀虫止痒，散结通络止痛为治则，以红花、透骨草活血祛瘀通络，猪牙皂、皂角刺、大风子祛风杀虫消肿，白芥子、夏枯草消肿散结，侧柏叶与艾叶配伍以防皲裂皮肤受寒冷刺激出血；治疗中期注重温通，后期注重消肿润肤，重用白及消肿生肌、火麻仁质润养肤。注重外治，因外治之药可以直达病灶，迅速起效。中药浸泡时水温不宜过高，以 40℃为宜，每次浸泡 15 分钟，浸泡后配用维 A 酸软膏和皮肤净软膏以润肤止痒，增

强疗效。对于角化肥厚性皮损，可以采用封包治疗，但封包时间不宜过长，一般不超过半小时。

五、皲裂症

郭某，女，24 岁。2012 年 2 月 6 日初诊。

主诉：双手足干裂伴痒两个月余。

现病史：入冬后因气候改变逐渐出现上述症状，自用皮肤净软膏外搽，效果不佳。遂来我院门诊治疗。

检查：双手足掌趾皮肤干燥、粗糙、有裂隙，未见出血。舌质淡红，苔薄。脉沉细。

中医诊断：皲裂症。

西医诊断：手足皲裂。

中医辨证：气血不和，外受风寒，血脉不畅，肌肤失于温养。

立法：温润养肤。

处方：丁香 30g，侧柏叶 30g，白及 30g，火麻仁 30g，地骨皮 30g，桑白皮 30g，艾叶 10g。

煎水外洗患处，每日 1 次，每次 15 分钟，配用皮肤净软膏外搽。

2 月 27 日二诊：皮损已基本消失，仍有痒感，在前方基础上加大风子 10g，煎水外洗患处，配用地塞米松片研成末与皮肤净软膏混匀后外搽，症状消失。

按：中医认为手足皲裂为皲裂症。本病好发于冬季，以手足部皮肤干燥、肥厚、出现裂口为主要临床特征，自觉疼痛。多因风寒闭塞腠理，血脉受阻，以致气血不和，肌肤失去濡养而导致。本病初期皮肤发紧、变硬，继而为粗糙、肥厚，失去光泽，进一步出现长短深浅不一的裂隙，根据裂隙的的深浅程度，一般分为三度：一度皮肤干燥有裂隙，但仅达皮表，无出血、疼痛；二度皮肤干燥，裂隙由表皮深入真皮而有轻度刺痛，不引起出血；三度皮肤干燥，裂隙由表皮深入真皮和皮下组织，常引起出血和疼痛。

冯宪章治疗此病以外治为主，一般不需要内服药。桑白皮有修复受损组织细胞，淡化瘢痕，利水消肿的作用，富含蛋白质能营养肌肤；丁香富含挥发油等，具有抗炎、抗真菌、抗病毒、杀虫之功，可外治皮肤癣；火麻仁、地骨皮滋润养肤；白及富含黏液质（白芨胶）；侧柏叶、艾叶均富含挥发油，协同应用可滋养肌肤。治疗时中西药结合应用，配用地塞米松片研成末与皮肤净软膏混匀后外搽，增强疗效。

六、痤疮

案1

刘某，女，28岁。2013年4月17日初诊。

主诉：面部散在红色丘疹、粉刺，瘙痒，皮肤出油半月余。

现病史：半月前不明原因出现上述症状，在省某中医院诊断为过敏，治疗效果不佳，饮食睡眠尚可。来我院门诊治疗。

检查：面部散在红色丘疹，部分丘疹顶端有白色粉刺，可挤出白色豆渣样液体，皮肤出油。舌质红，苔薄黄。脉细数。

中医诊断：粉刺。

西医诊断：痤疮。

中医辨证：肺胃血热，热毒瘀滞面部发为粉刺。

立法：清热解毒散结、凉血活血。

处方：

（1）当归 20g，夏枯草 20g，野菊花 30g，茜草 20g，法半夏 6g，穿心莲 20g，藁本 10g，蒲公英 30g，紫花地丁 30g，连翘 20g，生甘草 10g。

7 剂，水煎服，日 1 剂，分早晚两次。

（2）消痤丸，3 盒。

（3）复方黄柏液与庆大霉素针剂混匀后外用。

4 月 24 日二诊：面部皮损触之质硬，油腻减轻，皮损处瘙痒，近日耳下部出现硬疙瘩伴疼痛，在清热凉血活血基础上，佐以化瘀散结之品。在前方基础上加鬼箭羽 20g，百合 10g，穿山甲 8g。仍配服消痤丸。外用药同前。

5 月 3 日三诊：用前方 10 天后皮损整体有所好转，重用清热解毒之品，在 4 月 24 日方药基础上加金银花 30g，白花蛇舌草 30g。其余用药同前。

5 月 10 日四诊：用前方 7 天后皮损整体近一步好转，红色丘疹基本消失，不痒，皮损触之较前稍软，加大软坚散结之品，在 5 月 3 日方药基础上加醋鳖甲 20g，土茯苓 30g。

5 月 25 日五诊：皮损基本痊愈，遵前方巩固用药 1 周。

按：痤疮属中医粉刺范畴，是一种与内分泌失调有关的毛囊、皮脂腺慢性炎症性皮肤病。本病好发于颜面部，临床以面部的粉刺、丘疹、脓肿或结节、囊肿为特征。中医认为本病与肾阴不足、肺胃血热、痰瘀互结、冲任不调有关，临床常以滋阴泻火、清热解毒、凉血活血、调理冲任为主要治则。此例患者初起以肺胃血热为主，治疗中注重清热解毒散结、凉血活血，野菊花、蒲公英、紫花地丁、穿心莲清热解毒；连翘、夏枯草消肿散结；当归、茜草凉血活血；藁本、半夏除湿；二诊耳下部出现硬疙瘩伴疼痛，瘀滞加重，以鬼箭羽、穿山甲活血祛瘀散结；治疗后期重用醋鳖甲软坚散结，以土茯苓兼顾解毒、祛湿。整个治疗过程中配服消痤丸，复方黄柏液与庆大霉素针剂混匀后外治。联合用药，疗效独特。

案2

李某，女，33岁。2013年4月3日初诊。

主诉：面部出现红色丘疹、结节、瘢痕，伴瘙痒8年。

现病史：8年前不明原因出现上述症状，多处求治，曾诊断为粉刺，治疗效果不佳，饮食睡眠尚可。来我院门诊治疗。

检查：面部散在红丘疹，部分丘疹顶端有黄白色粉刺，部分皮损已形成结节、凹凸不平的瘢痕，触之质硬。舌质暗红，苔薄黄。脉沉涩。

中医诊断：粉刺。

西医诊断：痤疮。

中医辨证：痰瘀互结型粉刺。

立法：凉血活血消斑，消痰软坚散结。

处方：

（1）当归 20g，丹参 20g，白术 10g，金银花 30g，夏枯草 20g，赤芍 10g，川芎 10g，皂角刺 10g，法半夏 6g，穿山甲 10g，鬼箭羽 20g，水蛭 10g，红花 10g，海藻 10g，昆布 10g。

14 剂，水煎服，日 1 剂，分早晚两次。

（2）维 A 酸乳膏，外用。

4 月 17 日二诊：面部红色丘疹未有新增，在凉血活血消斑基础上，重用软坚散结药物，前方去掉皂角刺、水蛭，改海藻为 20g，昆布为 20g。配服四妙丸 6 盒。

4 月 24 日三诊：面部红色丘疹稍有好转，在凉血活血，消斑软坚基础上，加用散结药物，前方加三棱 10g，茯苓 20g。配服四妙丸。

5 月 3 日四诊：面部瘢痕丘疹触之较前质软，在凉血活血消斑、软坚基础上，重用清热解毒药物，前方加白花蛇舌草 30g，凌霄花 10g，蒺藜 20g。配服四妙丸。

5 月 22 日五诊：面部皮损较前明显好转，以清热解毒凉血，软坚散结为治则，方药调整为：当归 20g，茜草 20g，金银花 30g，白花蛇舌草 20g，凌霄花 10g，蒲公英 30g，穿山甲 10g，野菊花 20g，昆布 30g，海藻 20g，三棱 10g，莪术 10g，皂角刺 10g，蒺藜 20g，桃仁 10g，白茅根 30g，水蛭 10g，牛蒡子 10g。配服四妙丸。

5 月 29 日六诊：用前方 1 周后，面部皮损基本消失，仍以清热凉血，软坚散结为主要治则，前方去牛蒡子，加土茯苓 30g，以巩固治疗。

6月10日七诊：面部皮损基本痊愈，未有新增皮损，继续服用前方5剂以进一步巩固疗效。

按：此例患者病程日久，血热日久煎灼津液为痰，伤阴血致血行不畅为瘀，痰瘀互结于面部而出现结节、瘢痕。治疗时注重凉血活血化瘀，软坚散结，当归、丹参、赤芍、川芎凉血活血；鬼箭雨、皂角刺、穿山甲、红花活血祛瘀通络；水蛭、三棱、莪术破血逐瘀力强，用于瘀血日久瘢痕难消；海藻、昆布消痰软坚；半夏燥湿化痰散结。脾虚易生痰湿，健脾以绝痰生之源，治疗过程中以白术益气健脾燥湿、茯苓健脾渗湿；痤疮发于面部，多风邪、热邪可至，其皮损色红，故必有热邪，或热毒，或风热，或郁热等，应配伍金银花、野菊花、白花蛇舌草、蒲公英等清热解毒药；整个治疗过程中均配服四妙丸以清热利湿健脾，增强疗效。冯宪章治疗此病着眼于瘀、热、痰互结，以清热凉血活血、祛瘀软坚、健脾化痰祛湿为原则，适时调整用药，以达到良好疗效。

案3

白某，女，27岁。2013年1月21日初诊。

主诉：面部红色丘疹7年余。

现病史：患者7年前不明原因出现面部红色丘疹，曾多次治疗，效果不佳，反复发作，故寻求中医治疗。

检查：面部散在红色丘疹，针头大小，以鼻部、额头及两颊分布较多，部分丘疹顶端有淡黄色或白色小脓疱，自觉偶有微痒微痛感。舌红，苔薄黄，脉沉细。

中医诊断：粉刺。

西医诊断：痤疮。

中医辨证：肠胃湿热证。

治法：清热除湿解毒。

处方：

（1）当归 20g，金银花 30g，白花蛇舌草 30g，龙胆草 20g，野菊花 30g，凌霄花 10g，茜草 20g，益母草 20g，蒲公英 30g，紫花地丁 30g，川芎 10g，土茯苓 20g，重楼 10g，甘草 10g，白芍 20g。

7 剂，水煎服，日 1 剂，早晚分服。

（2）消痤丸，10g×2 盒，每次 10g，口服，每日 3 次。

2 月 1 日二诊：自述服药后无明显不适，原有丘疹基本消失，有色素沉着，仍有新丘疹出现，舌红，苔白腻，脉沉细。拟上方加生山楂 20g。7 剂，水煎服，日 1 剂，早晚分服。

2 月 18 日三诊：原有丘疹基本消失，3 天前因停药而出现新丘疹，舌红，苔薄，脉沉细。拟上方 7 剂，继服。

3 月 4 日四诊：原有丘疹全部消失，留有色素沉着，近日来面部油脂多，舌红，苔薄，脉沉细。给予方药：当归 20g，金银花 30g，白花蛇舌草 30g，穿心莲 20g，野菊花 30g，重楼 10g，夏枯草 20g，赤石脂 20g，凌霄花 10g，白茅根 30g，百合 12g，茜草 20g，甘草 10g。

7 剂，水煎服，日 1 剂，早晚分服。

3 月 22 日五诊：皮损消失，色素沉着有所消退，面部油脂明显好转，舌红，苔白腻，脉沉细。拟上方加山药 30g，土茯苓 20g。7 剂，水煎服，日 1 剂，早晚分服。

按：患者皮疹以鼻部、额头及两颊为主，为脾胃湿热上蒸于面，湿热互结，熏蒸营血，炼血成瘀，故以清热除湿解毒为法。加凌霄花、茜草凉血活血，蒲公英、金银花、野菊花清热解毒，重楼、紫花地丁消痈散结，当归、川芎行气活血，土茯苓健脾利湿，因患者为女性，女子以肝为本，加龙胆草清肝胆湿热，益母草活血调经，当归、白芍养血柔肝理气。二诊有新皮疹及色素沉着，瘀血之征明显，加生山楂以活血化瘀，同时可消油脂。血热煎其津液，多余油脂溢出，则面部油脂旺盛，此时以血热为主，以金银花、白花蛇舌草、穿心莲、野菊花、重楼、凌霄花、白茅根、茜草清热凉血，加赤石脂去除多余油脂，加百合防止苦燥之力。五诊症状明显好转，加山药、土茯苓健脾利湿，巩固治疗。

案 4

高某，女，25 岁。2013 年 2 月 18 日初诊。

主诉：面部散在红丘疹伴痒痛 1 年余。

现病史：患者 1 年前不明原因出现上述症状，曾于河南省某医院就诊，诊为痤疮，治疗效果不佳，今病仍在，遂至我院求诊。

检查：面部散在红色丘疹，部分有脓疱，基底部红肿疼痛，面部皮肤油腻。舌红苔黄，脉滑数。

中医诊断：粉刺。

西医诊断：痤疮。

中医辨证：肠胃湿热证。

治法：清热除湿解毒。

方药：

（1）当归20g，金银花30g，白花蛇舌草30g，野菊花30g，土茯苓30g，重楼10g，蒲公英30g，紫花地丁30g，白茅根30g，夏枯草20g，水牛角粉20g，山楂20g，生甘草10g。

7剂，水煎服，日1剂，早晚分服。

（2）消痤丸，10g×2盒，每次10g，口服，每日3次。

（3）复方黄柏液100mL×2瓶，庆大霉素针8万U/2mL×4支，混合外搽，2次/日。

2月25日二诊：面部丘疹好转，下颌部仍有小部分新出丘疹，舌红苔薄白，脉沉细。拟上方加煅赤石脂15g，虎杖10g，清半夏6g，生薏苡仁30g。7剂，水煎服，日1剂，早晚分服。

3月4日三诊：面部丘疹好转，额头部有新出丘疹伴疼痛，面部油脂明显，舌尖红，苔白，脉沉细。拟上方改土茯苓为20g，白茅根40g，加黄连10g，藁本10g，栀子10g，墨旱莲30g，胡黄连10g，生百合20g，穿心莲20g。7剂，水煎服，日1剂，早晚分服。

3月11日四诊：原皮损大部分消失，但面部油脂较明显，舌淡红，苔薄，脉细数。拟上方去紫花地丁、虎杖、薏苡仁、黄连、藁本、栀子，改煅赤石脂20g，白茅根40g，加茜草20g。7剂，水煎服，日1剂，早晚分服。

3月25日五诊：皮损基本全部消失，但局部面色较红，舌红苔薄白，脉沉细，拟上方加生白芍20g，白前10g，炒杏仁10g。7剂，水煎服，日1剂，早晚分服，巩固治疗。

按：患者皮疹伴有脓疱，面部油腻，为脾胃湿热熏蒸面部，基底部红肿热痛，又以热象为重，热久必瘀，则湿、热、瘀共存，故以清热除湿解毒为法。犀角以水牛角粉替代，凉血解毒，偏走血分，金银花、野菊花、重楼、蒲公英清热解毒，偏走气分，以白茅根、白花蛇舌草解毒利尿利湿，使热邪有道可出，山楂活血化瘀，紫花地丁、夏枯草消肿散结。二诊下颌仍有皮疹新出，因湿气重浊，流于下焦，郁而成热，加虎杖、半夏、薏苡仁祛湿燥痰，赤石脂收敛油脂。三诊上额有新出皮疹，为湿热熏蒸于上，以利湿凉血为重。四诊油脂明显，此时以血热为主，加白茅根、茜草增凉血之效。五诊面部较红，余热浮于上，加白芍平抑肝阳，加白前、杏仁降气下火，清其浮火。

案5

孙某，男，24岁。2013年1月8日初诊。

主诉：面部出不规则丘疹1年。

现病史：患者1年前无明显原因出现上述症状，病后曾多次求诊，诊为痤疮，曾口服及外用药物治疗，具体不详，效果不佳，故今来求诊。

检查：面部散在丘疹、脓疱及凹陷性疤痕，颜色暗红，额部及鼻部周围油脂分泌较旺。舌暗红，苔薄黄，脉滑。

中医诊断：粉刺。

西医诊断：痤疮。

中医辨证：痰湿瘀滞证。

治法：除湿化痰，活血散结。

处方：当归20g，金银花30g，白花蛇舌草30g，白茅根

40g，茜草 20g，野菊花 30g，夏枯草 20g，法半夏 6g，穿山甲 8g，连翘 20g，蒲公英 30g，紫花地丁 30g，重楼 10g，酒大黄 10g，甘草 10g。

7 剂，水煎服，日 1 剂，早晚分服。

1 月 17 日二诊：面颊部皮损已有部分消失，额头部还有丘疹存在，舌红，苔薄黄，脉沉细。拟上方加土茯苓 30g。7 剂，水煎服，日 1 剂，早晚分服。红霉素膏 10g×2 支，甲硝唑 0.2g×20 片（为末），混合外搽。

1 月 24 日三诊：皮损大部分消失，留有色素沉着，舌淡红，苔薄黄腻，脉沉细。拟上方加凌霄花 12g，龙胆草 20g。7 剂，水煎服，日 1 剂，早晚分服，巩固疗效。

按：患者面部为凹陷性疤痕，颜色较暗，以痰瘀为重，冯宪章以清热解毒为基本治法，加大活血化瘀之力。除了治疗痤疮常用的金银花、茜草、野菊花、蒲公英等清热凉血之药外，加夏枯草、紫花地丁、连翘消肿散结，穿山甲活血消癥，生半夏消痈肿，患者皮损较重，加酒大黄，使热从大便而出。二诊皮疹大部分消失，额头仍有丘疹，为湿热熏蒸于上，加土茯苓健脾利湿。三诊留有色素沉着，为血瘀不化，加凌霄花凉血活血化瘀，龙胆草清祛余邪。

七、脱发

案 1

王某，女，29 岁。2013 年 3 月 6 日初诊。

主诉：脱发1年。

现病史：1年前不明原因出现上述症状，头屑多、瘙痒，头发油腻，曾在当地医院治疗，效果不佳。半年以来月经量少，色暗有块，饮食睡眠尚可。来我院门诊治疗。

检查：头发稀疏油腻，头皮易见，头屑多。舌淡红，苔薄。脉沉细。

中医诊断：蛀发。

西医诊断：脂溢性脱发。

中医辨证：肝肾不足型。

立法：滋补肝肾，养血固脱生发。

方药：当归20g，熟地黄20g，沙苑子（炒）10g，首乌（制）30g，阿胶珠20g，吴茱萸（酒制）10g，山药（炒）30g，龙眼肉10g，黑豆30g，菊花10g，诃子10g，莲子肉30g，番红花2g，生甘草10g。

20剂，水煎服，日1剂，分早晚两次服。

4月5日二诊：服药期间，脱发明显减少，洗头时仍有脱发，脉沉细，舌质暗苔薄。在滋补肝肾，养血固脱生发治则基础上加用清热凉血活血之品，前方加黄芪20g，金银花30g，茜草20g。

4月19日三诊：服用前方两周后，脱发减少，头皮仍痒，头屑多，月经已正常。脉沉细，苔薄。在前方基础上去龙眼肉，加清热透散之薄荷10g。

5月8日四诊：脱发明显减少，可见新生毛发，头屑减少，头皮痒消失。在前方基础上去掉番红花，加白蒺藜20g。

5月16日五诊：偶有脱发，新生毛发明显增多。继续服用前方以巩固治疗。1月后复诊头发大部分恢复正常，基本痊愈。

按：患者月经量少，舌淡苔薄，脉沉细，辨证为肝肾亏虚，精血生化不足，发为血之余，血不足则发不濡，发展为脱发。冯宪章治疗此病时注重养血、补肾、固涩，遂以当归、熟地黄、阿胶珠、制首乌、龙眼肉等补血养血益精，以枸杞子、炒沙苑子、山药、莲子肉、山茱萸、诃子等补肾固精，黑豆养血补肾乌发，番红花活血化瘀，促进血液运行，濡养毛发。二诊脱发改善，因首诊多为温热滋补之药，过则血热，需加清热凉血之药制约其温热，舌质暗，有血瘀之征，故加茜草、金银花清热凉血活血，加黄芪补气生血，又助行血之力。三诊月经正常，阴血已充，但头皮痒，头屑多，仍有热象，故去龙眼，加薄荷使热达于外。四诊已有新生毛发，脉络已通，去番红花，加白蒺藜祛风止痒，清扫余邪。五诊毛发明显增多，症状基本消失，继上方巩固治疗。近几年文献报道制首乌致肝损伤案例增多，临床使用应注意定期查肝功，以尽早发现异常并及时处理。

案2

齐某，女，32岁。2012年5月7日初诊。

主诉：脱发2年。

现病史：2010年7月起洗头时开始有大把头发脱落，逐渐在梳头时亦脱发增多，平素头屑多，头发油腻，易出现头痒，曾多处求诊，服用多种药物，效果不佳。平素饮食尚可，月经量少，夜卧不安。来我院门诊治疗。

检查：头发稀疏油腻，触之易脱落，头皮易见，头屑多。舌质淡，苔薄白。脉沉细。

中医诊断：蛀发。

西医诊断：脂溢性脱发。

中医辨证：肝肾不足，血虚脱发。

立法：滋补肝肾，养血固脱，开窍生发。

处方：制首乌30g，熟地黄30g，山药30g，当归20g，黄芪20g，沙苑子（炒）10g，山楂10g，菊花10g，阿胶珠20g，山茱萸（酒制）10g，枸杞子20g，石菖蒲10g，莲子肉10g，鳖甲10g，酸枣仁10g，番红花2g，生甘草10g。

21剂，水煎服，日1剂，早晚分服。

5月29日二诊：服上方3周后月经已基本正常，睡眠较前好转，脱发明显减少。在前方基础上加赤石脂20g。服用上方1个月后月经正常，睡眠较安定，可见少许新生毛发，原有头发较前发色加深，发质变粗变硬，偶有脱发。继续服用上方1月后头部新生毛发明显增多，原有头发已基本变为棕黑色，未再继续脱发，饮食调，夜卧安，精神好。继续服用上方，隔天一剂，巩固治疗一个月，头发恢复正常，基本治愈。

按：患者月经量少，夜卧不安，舌质淡，脉沉细，说明阴血不足，冲脉不充，心血亏虚，则经少眠差，血不足无以养发，"肾，其华在发"，故以滋补肝肾，养血固脱为法。冯宪章治疗此病时虽循常法，亦有特色，气为血之帅，气能生血、行血、摄血，发为血之余，血为发之本，气、血、发密切相关，重用黄芪益气生血养发，制首乌为补肝肾、益精血、乌须发之要药，加沙苑子、山茱萸、枸杞子滋补肝肾，加熟地黄、当归、阿胶滋补阴血，加番红花活血化瘀，促进血液运行，濡养毛发，加生山楂既可去除油脂，又可活血通络，加山药、莲子肉益肾固精，睡眠不安者加酸枣仁、鳖甲等滋阴潜阳、养血安神，加石菖蒲开窍生发。二诊症状好转，加赤石脂温肾固精，固其根基，后继服前方巩固治疗。

案3

陈某，男，39岁。2013年3月10日初诊。

主诉：头部片状脱发4年余。

现病史：患者4年前无明显原因出现上述症状，病后无感，未曾系统治疗，今来我院求诊。

检查：患者头部左侧有一片状脱发，皮损处光秃，毛发无明显异常。舌暗红，苔白厚，脉沉迟。

中医诊断：蛀发。

西医诊断：脂溢性脱发。

中医辨证：肝肾不足，气血亏虚。

治法：补益肝肾，益气养血。

方药：当归20g，天麻10g，石菖蒲10g，熟地黄20g，生黄芪20g，熟首乌30g，阿胶珠20g，山萸肉10g，山药30g，酸枣仁12g，龙眼肉10g，莲子肉30g，枸杞子20g，黑豆30g，诃子10g，藁本10g，甘草10g。

10剂，水煎服，日1剂，早晚分服。

3月21日二诊：脱发处有少量新发，舌暗红有齿痕，苔薄白，脉弦。拟上方加黑桑葚20g。10剂，水煎服，日1剂，早晚分服。

4月1日三诊：脱发处有明显可见少量新发，舌暗红，苔薄黄，脉沉弦，继续原方治疗巩固疗效。

按：本病特点是脱发区皮肤变薄，感觉正常。该患者是由于肝肾不足，精不化血，而血为发之余，自然发失所养，脱落成片。方中阿胶珠、龙眼、黑豆、黑桑葚、莲子肉、当归均养血补血以助生发、乌发；熟地黄、熟首乌、山药、枸杞子补益肝肾，天麻、石菖蒲配伍有生发作用，藁本善行巅顶以引经，诸药合用，效果明显。

八、湿疹

案1

赵某，男，59岁。2013年3月8日初诊。

主诉：全身出现红色丘疹伴瘙痒2年余。

现病史：2年前因饮酒双手腕处出现红色丘疹，逐渐增多蔓延至全身，曾在多家医院求治，诊为荨麻疹，疗效不佳，遂来我院门诊就诊。

检查：全身散在红色丘疹或丘疱疹，瘙痒明显，搔抓后糜烂渗出较多，部分结有橘黄色痂皮。舌质红，苔腻白。脉沉。

中医诊断：湿疮。

西医诊断：湿疹。

中医辨证：素为热体，饮酒后湿热蕴蒸，发于体表，表现为湿热互结型湿疮。

立法：清热利湿。

处方：当归 20g，金银花 30g，白蒺藜 20g，薏苡仁 30g，赤小豆 30g，白鲜皮 20g，土茯苓 30g，白茅根 40g，墨旱莲 30g，徐长卿 30g，威灵仙 10g，重楼 10g，白花蛇舌草 20g，蒲公英 30g，浮萍 20g，薄荷 10g，茜草 20g，甘草 10g。

7 剂，水煎服，日 1 剂，早晚分服。

3 月 15 日二诊：服前方 1 周后，皮损部分开始消退，痒减轻。在前方基础上加赤石脂 20g，苦参 20g。配用尿素软膏 2 支，红霉素软膏 2 支，土霉素片 20 片，扑尔敏 20 片，强的松 15 片，以上 5 种药混合均匀后外搽皮损处。

3 月 25 日三诊：服前方 10 天后，原有皮损消退，皮损部发痒，搔抓后又出现新丘疹。苔白，脉沉细。在前方基础上加苍耳子 10g，地肤子 30g。配服去祛湿止痒口服液。

4 月 3 日四诊：原有皮损逐渐好转，但仍有轻度瘙痒，苔薄，脉沉细。在前方基础上加白术 20g，生牡蛎 20g。

4 月 15 日五诊：原有皮损进一步好转，皮损遇风有痒感，苔薄，脉沉细。以清热祛风止痒为治则，继服前方。

5 月 3 日六诊：皮损已大部分消失，在上肢仍有部分皮损存在，苔薄，脉沉细。在前方基础上加桑枝 20g，浮萍 20g。

5 月 13 日七诊：上肢皮损较前好转，多半已消退。在前方基础上加土茯苓 30g，重楼 10g。

5 月 22 日八诊：皮损已消失，为巩固疗效，在前方基础上加薏苡仁 30g，白芍 20g，以加强健脾祛湿、养血润肤作用。基本治愈。

按：湿疹属中医湿疮范畴，任何年龄均可发生，是一种炎性、变态反应性皮肤病。临床以反复发作的瘙痒及对称分布的多形性损害为主要表现，反复发作。或因禀赋不耐，风、湿、热克于肌肤而成；或因脾失健运，营血不足，湿热稽留，致血虚风燥，湿热郁结，肌肤失养所致。冯宪章治疗此病着重于湿、热、风与瘀，兼顾脾失健运，多用清热、祛湿、祛风之品，常配以活血祛瘀、健脾扶正之品，再根据临床表现酌情加减用药。金银花、白茅根、白花蛇舌草、重楼等清热解毒；蒲公英、薄荷、蝉蜕等疏散风热；薏苡仁、赤小豆、土茯苓利水除湿；瘙痒明显者加白鲜皮、苦参清热燥湿、祛风止痒；当归、白芍、茜草可养血活血，可使"血行风自灭"；徐长卿擅祛风通络、活血止痒，且有提高机体免疫力的作用，可适当加大用量；皮损多发于头面及上肢者，加苍耳子散风除湿止痒，桑枝祛上肢风湿；皮疹多发于下半身者，加地肤子清热利湿、祛风止痒；配服祛湿止痒口服液可增强中药疗效。该患者初诊辨为湿热，给予当归、茜草凉血活血，金银花、蒲公英、白花蛇舌草、白茅根清热解毒凉血，赤小豆、薏苡仁、土茯苓除湿，薄荷、白蒺藜、浮萍、白鲜皮祛风止痒，诸药合用，而达清热凉血，除湿止痒之功效。二诊加苦参、赤石脂以止痒除湿；三诊仍有瘙痒，加地肤子等止痒，后间断予以除湿凉血，祛风止痒，并配合健脾除湿之药以巩固疗效。

案2

刘某，女，48岁。2013年4月17日初诊。

主诉：双手足出现小水泡10余年，颈部红丘疹伴瘙痒20天。

现病史：患者10年来双手及双脚反复出现小水泡，瘙痒剧烈，近20天颈部起片状红丘疹伴瘙痒，曾于河南省某院求诊，诊为湿疹，治疗效果不佳，遂至我院求诊。

检查：患者双手足皮肤肥厚粗糙，触之较硬，呈黄褐色，皮纹显著，表面有搔痕，瘙痒剧烈，皮损处有少量水疱，搔破后流黄水。颈部起小红疹，瘙痒剧烈。舌暗红，苔黄腻，脉沉细。

中医诊断：湿疮。

西医诊断：湿疹。

中医辨证：湿热蕴肤证。

治法：清热利湿止痒。

处方：

（1）当归20g，金银花30g，徐长卿30g，蒺藜20g，白茅根30g，土茯苓30g，白花蛇舌草30g，赤小豆30g，茜草20g，重楼10g，苦参20g，甘草10g。7剂，水煎服，日1剂，早晚分服。

（2）祛湿止痒膏10g×2支，外搽；四妙丸6g×6袋×6盒，每次1袋，每日1次。

4月24日二诊：皮损较前有所减轻，颈部红丘疹减少，仍有痒感，舌暗红，苔黄，脉沉细。上方加白鲜皮20g，桑枝20g以清热止痒。7剂，水煎服，日1剂，早晚分服。蜈黛软膏20g×1支，外搽。

5月3日三诊：皮损较前好转，颈部丘疹大部分消失，留有点状色素沉着，双手足皮损处瘙痒有所减轻，舌暗红，苔薄黄，脉沉细，拟上方加牡丹皮 12g 活血化瘀，薏苡仁 30g以祛湿。7 剂，水煎服，日 1 剂，早晚分服。

5 月 10 日四诊：颈部无明显不适，双手足水疱减少，但皮损处仍瘙痒，舌暗红，苔薄，脉沉细，拟上方去桑枝，加浮萍 20g 清热行水，威灵仙 10g 祛湿。7 剂，水煎服，日 1 剂，早晚分服。

按：湿疮临床特点是皮损对称分布，多形损害，剧烈瘙痒，有渗出倾向，反复发作，易成慢性。根据病程可分为急性、亚急性、慢性三类。本病的发生多由于饮食失节致脾胃受损，脾运不健，湿热内生，又外受风湿热之邪，内外两邪相搏，风湿热浸淫肌肤所致。所以在治疗中多以清热祛湿为治则，而且冯宪章尤其强调健脾的重要性，健脾则湿自去，重用赤小豆，治病求本；此外，还要辨湿重还是热重，热重则要适当多配伍清热解毒药物，如金银花、白花蛇舌草、白茅根、茜草等；湿重则要注重健脾祛湿，如本案所述患者，皮损渗出多伴有糜烂，舌有齿痕，为脾虚湿盛之象，故多以健脾祛湿之药，即赤小豆、土茯苓、泽泻、薏苡仁共同作用，并佐以清热。

该患者禀赋不足，脾胃功能弱，水湿运化障碍，致湿邪内生，复感受外邪，湿热相搏结，发于肌肤而出现红斑丘疹水疱等皮损。湿热偏重，予以金银花、重楼、白花蛇舌草、白茅根、赤小豆、土茯苓、苦参、徐长卿等以清热除湿，蒺藜、苦参止痒，当归活血以祛风。患者皮损以四肢为主，脾主四末，故加用四妙丸以健脾除湿；二诊好转，仍有瘙痒，加用白鲜皮止痒，桑枝为引经药，引药物直达上肢，促进皮损消退；三诊仍有水疱示有湿邪，色素沉着为血瘀，加牡丹皮以祛瘀活血。方药切合病机，疗效显著。

九、口周唇炎

朱某，男，32 岁。2013 年 4 月 22 日初诊。

主诉：嘴唇干燥伴瘙痒 8 年。

现病史：患者 8 年前不明原因出现上述症状，曾于广州某医院治疗，诊为唇炎，后于本院治疗，给予口服中药，外用黄连紫草膏，其他不详，效果不佳，今来求诊。

检查：上下唇干燥脱皮，无明显渗出，色暗，伴有瘙痒。舌红，苔薄黄，脉细数。

西医诊断：口周唇炎。

中医诊断：唇风。

中医辨证：阴虚血燥，口唇失养。

治法：养阴清热，健脾止痒。

处方：

（1）当归 20g，金银花 30g，薏苡仁 30g，白茅根 30g，白花蛇舌草 30g，土茯苓 30g，牡丹皮 10g，重楼 10g，茜草 20g，茯苓 20g，蒲公英 30g，侧柏叶 15g，生地黄 20g，甘草 10g。7 剂，水煎服，日 1 剂，早晚分服。

（2）红霉素膏 10g×1 支，外搽，每日 1 次。

5 月 8 日二诊：嘴唇干燥症状好转，但仍有瘙痒，舌红，苔薄黄，脉沉细。拟上方去牡丹皮。7 剂，水煎服，日 1 剂，早晚分服。

5月20日三诊：嘴唇无明显干燥，瘙痒症状减轻，舌淡红，苔薄黄，脉沉细。7剂，水煎服，日1剂，早晚分服，继续巩固疗效。

按：《严氏济生方·口齿门》："唇者，脾之所主……盖风胜则动，寒胜则揭，燥胜则干，热胜则裂，气郁则生疮，血少则沉而无色。治之之法，内则当理其脾，外则当敷以药，无不效者矣。"结合患者舌脉之象，为阴虚有热之征，方中薏苡仁、茯苓健脾，牡丹皮、生地黄养阴清热，白茅根、白花蛇舌草、土茯苓、侧柏叶、重楼、茜草、蒲公英清热解毒止痒，效果明显。

十、过敏性皮炎

陈某，女，34岁。2013年4月26日初诊。

主诉：面部出现红丘疹伴瘙痒4天。

现病史：患者4天前不明原因出现上述症状，未曾治疗，为求中医系统治疗，故今来求诊。

检查：患者面部散在红丘疹，面部潮红，皮损处干燥，部分有少量脱皮。舌红，苔薄黄，脉细数。

中医诊断：痒疹。

西医诊断：过敏性皮炎。

中医辨证：素体阴虚血燥，风热毒邪搏于肌肤。

治法：滋阴养血，清热解毒。

方药：

（1）当归 20g，白茅根 30g，白芍 20g，徐长卿 30g，野菊花 30g，白花蛇舌草 30g，蒲公英 30g，水牛角粉 30g，墨旱莲 20g，牡丹皮 10g，金银花 30g，土茯苓 20g，甘草 10g，地骨皮 20g。

7 剂，水煎服，日 1 剂，早晚分服。

（2）氯雷他定颗粒 5mg，每日 1 次。

（3）复方甘草酸苷片 50mg，每日 3 次。

5 月 6 日二诊：面部红斑减少，瘙痒减轻，舌淡红，苔薄白，脉沉细，拟前方加鳖甲 20g，生地黄 20g，生黄芪 20g 滋阴清热，提高机体免疫力。7 剂，水煎服，日 1 剂，早晚分服。其他药物同上。

5 月 15 日三诊：面部红斑基本消失，无明显瘙痒，拟上方去徐长卿。7 剂，水煎服，日 1 剂，早晚分服。其他药物同上，巩固疗效。

按：本病的发生，可由机体禀赋不足，耐受性差，六淫之邪侵入皮肤、黏膜而化热，邪热与气血相搏，郁于肌表而发；或者由于体质因素，接触油漆、药物、染料、塑料制品、动物毛、植物茎叶、花粉等发生。

患者禀赋不耐，感受风热毒邪，上蕴于面部，出现红斑肿胀；热盛伤阴，肌肤失养而为干燥脱屑，故方中当归、白芍、墨旱莲养血养阴润燥，地骨皮、牡丹皮清虚热，白茅根、野菊花、白花蛇舌草、蒲公英、金银花等清解余毒，水牛角凉血，祛血分之热。二诊加用生地黄、鳖甲等养血润燥、滋阴清热之剂，黄芪益气固表，抵御外邪。

十一、脂溢性皮炎

案 1

郭某，女，22 岁。2013 年 4 月 5 日初诊。

主诉：面部出现红色斑片，上覆糠皮状鳞屑伴痒痛两年余。

现病史：两年前春季因食辛辣刺激之品后出现上述症状，曾在外院以脂溢性皮炎、痤疮治疗，具体用药不详，疗效不佳，遂来我院门诊就诊。平素喜食辛辣刺激之品。

检查：面部散在淡红色斑片，可见油腻性鳞屑性斑片，以额头、鼻翼两侧、两颊部、唇周为甚，可见针头大小红色毛囊丘疹，少量渗出后结痂成黄色厚痂皮，触之痒痛。舌质淡，苔薄。脉沉细。

中医诊断：面游风。

西医诊断：脂溢性皮炎。

中医辨证：过食辛辣刺激之品，致肠胃运化失常，水湿内停，郁而化热，发为湿热蕴阻型面游风。

立法：清热解毒、利湿。

处方：当归 20g，金银花 30g，生山楂 10g，白茅根 30g，土茯苓 30g，泽泻 10g，野菊花 30g，茜草 20g，凌霄花 10g，白花蛇舌草 30g，红景天 30g，墨旱莲 20g，紫花地丁 30g，生甘草 10g。7 剂，水煎服，日 1 剂，早晚分服。

配用药：庆大霉素针剂（2 支）与复方黄柏洗液（1 瓶）

混合均匀后外搽。

5月3日二诊：原有皮损减轻，仍有少部分丘疹新出，苔薄，脉沉细。在前方基础上加赤小豆30g，重楼10g。配用药同前。7剂，水煎服，日1剂，早晚分服。

5月17日三诊：面颊部皮损好转，唇下有丘疹，少量渗出后结痂成黄色厚痂皮，苔薄，脉沉细。在前方基础上加薏苡仁30g，益母草20g，川芎10g。配用药同前。7剂，水煎服，日1剂，早晚分服。

5月31日四诊：唇部皮损减轻，唇周、额头散在针尖样丘疹，舌质红，苔薄白。在前方基础上加牡丹皮12g。7剂，水煎服，日1剂，早晚分服。

6月7日五诊：原有皮损基本消失，未有新出皮损，按前方继续服用1周。巩固疗效。

按：脂溢性皮炎属中医面游风范畴，是发生于皮脂腺丰富部位的一种炎症性皮肤病。以颜面部出现淡红色或淡黄色斑片，上覆糠皮状鳞屑为特点。常与血热风燥、阴伤血燥、胃肠湿热有关。冯宪章治疗此病常从热、瘀、湿着眼，重用金银花、白茅根、野菊花、白花蛇舌草、紫花地丁、重楼等清热解毒药；茜草、川芎、牡丹皮等凉血活血药可酌情选用；病症日久易瘀滞，可适当配伍凌霄花、生山楂等祛瘀之品；皮渗出结痂常因湿邪所致，可配伍泽泻、薏苡仁、赤小豆利水渗湿之品；土茯苓除湿解毒，益母草活血祛瘀兼利水，此类药物尤适合应用于此；治疗时祛邪需兼顾扶正，当归、红景天、墨旱莲等皮肤科常用补益之品可酌情配伍，以增强疗效。外用庆大霉素针剂与复方黄柏洗液混合以消炎除湿，联合用药以缩短病程，临床疗效佳。

案 2

王某，女，26 岁。2013 年 3 月 12 日初诊。

主诉：脸部出现不规则红斑丘疹 10 月余。

现病史：患者 10 个月前无明显原因出现上述症状，病后曾于社区医院治疗，诊为脂溢性皮炎，使用激素外搽，效果不佳，今来求诊。

检查：患者面部油脂分泌旺盛，额头、鼻周及脸颊明显，密布红色斑丘疹，面色潮红，有油腻性痂屑。舌红，苔薄黄腻，脉沉细。

西医诊断：脂溢性皮炎。

中医诊断：面游风。

中医辨证：肠胃湿热证。

治法：健脾除湿，清热解毒。

方药：

（1）当归 20g，徐长卿 30g，龙胆草 30g，白茅根 30g，金银花 30g，白花蛇舌草 30g，野菊花 30g，重楼 10g，水牛角粉 30g，茜草 20g，薏苡仁 30g，土茯苓 20g，蒲公英 30g，紫花地丁 30g，地骨皮 20g，甘草 10g，生石膏 20g。

7 剂，水煎服，日 1 剂，早晚分服

（2）红霉素膏 10g×1 支，甲硝唑 0.2g×15 片（为末），混合外搽。

3 月 23 日二诊：原皮损较前有好转，面部红斑丘疹减少，舌红，苔薄黄，脉沉细。拟上方加夏枯草 20g 清热泻火。7 剂，水煎服，日 1 剂，早晚分服。

3 月 30 日三诊：原皮损较前有明显好转，原皮损基本消失，但又有少部分新出，舌淡红，苔薄，脉沉迟。拟上方加法半夏 6g。15 剂，水煎服，日 1 剂，早晚分服。

4 月 20 日四诊：皮损基本全部消失，留有淡褐色色素沉着，舌淡红，苔薄白，脉沉细。拟上方去水牛角粉，加川芎 10g，益母草 20g。7 剂，水煎服，日 1 剂，早晚分服，巩固疗效。

按：本案证型属肠胃湿热证，治以健脾除湿，清热解毒，白茅根、金银花、白花蛇舌草、野菊花、水牛角粉、蒲公英、茜草清热解毒，薏苡仁健脾除湿，土茯苓解毒除湿，湿重则配伍祛湿药，如龙胆草，生石膏，热重则选用清热解毒药物，如虎杖，墨旱莲，紫花地丁等，随证加减。

十二、玫瑰糠疹

周某，男，23 岁。2013 年 3 月 28 日初诊。

主诉：躯干、上肢出现不规则斑丘疹伴脱糠状屑两个月。

现病史：患者两个月前无明显原因出现上述症状，病后多处求治，诊为玫瑰糠疹，用药不详，效果不佳，今病仍在而求诊。

检查：患者躯干上肢起不规则红色斑丘疹，皮损呈红色、褐黄色，表面有少量的糠状鳞屑，轻微瘙痒，皮损上有少量抓痕。舌尖红，苔薄黄，脉弦数。

中医诊断：风热疮。

西医诊断：玫瑰糠疹。

中医辨证：血热化燥伤阴。

治法：滋阴清热，凉血止痒。

处方：当归20g，鳖甲20g，白茅根30g，生地黄20g，紫草20g，地骨皮30g，百合20g，金银花30g，玄参20g，侧柏叶15g，水牛角粉30g，徐长卿30g，麦冬20g，白花蛇舌草30g，蝉蜕10g，浮萍20g，甘草10g。

15剂，水煎服，日1剂，早晚分服。

4月4日二诊：皮损较前有好转，躯干部丘疹基本消失，上肢还有部分丘疹存在，舌红，苔薄黄，脉沉细。拟上方加生石膏20g，桑枝20g，生黄芪20g。7剂，水煎服，日1剂，早晚分服。

4月12日三诊：皮损较前有明显好转，皮损基本全部消失，舌红，苔薄白，脉沉细。继续原方治疗巩固疗效。

按：风热疮是一种斑疹色红如玫瑰、脱屑如秕糠的急性自限性皮肤病，亦称风癣，相当于西医的玫瑰糠疹。其特点是初发时多在躯干部出现玫瑰红色母斑，上有秕糠状鳞屑，继则分批出现较多、形态相仿的子斑。本病多由于饮食不节，或情志抑郁化火致血分蕴热，复感风热外邪，内外合邪，风热凝滞，郁闭肌肤，闭塞腠理而发病。故治以疏风清热，凉血止痒。本案患者病程较长，血分蕴热日久耗伤阴液，有阴虚内热之象，故方中用鳖甲、生地黄、地骨皮、麦冬滋阴清热，余药配伍共达凉血止痒之效。

十三、荨麻疹

陈某，女，32 岁。2013 年 3 月 12 日初诊。

主诉：全身皮肤阵发性瘙痒，起红色风团半年。

现病史：患者半年前无明显原因出现上述症状，曾到河南省某医院治疗，诊为慢性荨麻疹，给予口服西药治疗（具体不详），效不佳。经检查，无明确过敏原，为求中医系统治疗，今来求诊。

检查：全身泛发红色和白色风团，形态不一、大小不等，瘙痒剧烈，触之较硬，发作无固定时间，发作半小时到一小时后自行消退，不留痕迹，皮肤划痕试验阳性。舌淡红，苔薄白，脉沉细。

中医诊断：瘾疹。

西医诊断：荨麻疹。

中医辨证：风寒束表证。

治法：疏风散寒止痒，佐以扶助正气。

处方：

（1）当归 20g，白芍 30g，桂枝 10g，徐长卿 30g，茜草 20g，蒺藜 20g，蝉蜕 10g，僵蚕 10g，全蝎 10g，浮萍 20g，生黄芪 20g，羌活 10g，甘草 10g。

7 剂，水煎服，日 1 剂，早晚分服。

（2）氯雷他定颗粒 10mg，口服，每日 1 次；复方甘草酸苷片 25mg，口服，每日 3 次。

3 月 27 日二诊：停药 3 天后瘙痒加重，舌红，苔薄黄，脉沉细。拟原方去羌活、桂枝加荆芥 10g，桑枝 20g。7 剂，水煎服，日 1 剂，早晚分服。

4 月 5 日三诊：服药期间瘙痒症状减轻，偶遇刺激会出现痒感，舌淡红，苔薄，脉沉细。拟原方加薄荷 10g，威灵仙 10g。7 剂，水煎服，日 1 剂，早晚分服。

4 月 12 日四诊：风团基本消失，瘙痒明显减轻，但患者诉停药后皮肤瘙痒复发，舌淡，苔薄白，脉沉细。拟原方加苦参 20g，太子参 20g。7 剂，水煎服，日 1 剂，早晚分服。

按：瘾疹相当于西医的荨麻疹，是一种皮肤出现红色或苍白色风团，时隐时现的瘙痒性、过敏性皮肤病。该病的发生可由于表虚不固，风寒、风热外袭，客于肌表，营卫失调而发；亦可由于平素饮食不节，过食辛辣肥甘厚味，湿热蕴结于脾胃，复感于风邪，内不得疏泄，外不得透达，郁于皮毛腠理之间而发。此外，情志内伤，血虚生风生燥，阻于肌肤亦可诱发本病。

在治疗荨麻疹中，冯宪章除了对症下药，还特别注重对正气的扶助。瘾疹的发生多是由于卫外不固，风邪侵袭所致，一般来讲，在正气充沛的情况下，机体能很好地抵御外在邪气的侵袭。而当正气不足时，无力抵抗邪气的侵袭，导致人体功能活动的紊乱，产生疾病。所以在祛邪的同时佐以扶助正气，提高机体免疫力，效果更突出。在以上案例中均使用生黄芪，能很好提高疗效。

十四、黄褐斑

张某，女，36 岁。2013 年 3 月 27 日初诊。

主诉：面部出现黄褐斑片半年余。

现病史：半年前因日晒后开始出现上述症状，因无痛痒等感觉，故未曾在意，但黄褐斑片经久不消，遂来我院门诊就诊。平素易口渴，睡眠质量差，月经推迟且量少有血块。

检查：两侧面颊对称性地出现黄褐色斑片，颜色深浅不一，形状大小不定，触之不碍手，亦无痛痒等感觉。舌质淡红有瘀点，苔薄黄。脉沉弦。

中医诊断：黧黑斑。

西医诊断：黄褐斑。

中医辨证：血虚风燥，肝郁气滞。

立法：祛风养血，活血消斑。

处方：当归 20g，茜草 20g，白芷 10g，生白芍 30g，郁金 10g，僵蚕（炒）10g，藁本 10g，杏仁（炒）10g，冬瓜子（炒）30g，生牡蛎 20g，枸杞子 20g，白茯苓 20g，细辛 2g，生石膏 20g，蝉蜕 10g，珍珠粉 2g，甘草 10g。20 剂，水煎服，日 1 剂，早晚分服。

4 月 15 日二诊：原有皮损已部分消退，月经推迟，量少有块。在前方基础上加菊花 10g，川芎 10g。

5 月 6 日三诊：皮损较前近一步好转，脉沉细，苔薄，舌边有齿痕。在前方基础上加山药 30g。

5 月 20 日四诊：原有皮损基本消退，睡眠较前好转。继续服用前方 1 周巩固。

按： 中医称黄褐斑为鼍黑斑，是一种面部皮肤出现局限性淡褐色或褐色色素沉着的皮肤病，常对称发于面颊、前额、口鼻周围等部位，颜色深浅不一，形状大小不定，一般无自觉症状。常与肝郁气滞、肾阴亏损、脾虚湿阻、冲任不调、颜面部气血不和等因素有关，以疏肝理气、健脾化湿、滋养肾阴、益气和血等为治法。冯宪章治疗此病时既循常法，用药又颇有特色，重用炒冬瓜子，炒冬瓜子在《日华子本草》中明确指出"去皮肤风剥黑干，润肌肤"；杏仁含有丰富的挥发油、维生素 B_1、B_2 等，可改善皮肤血液循环，滋养肌肤；僵蚕在《神农本草经》中曾记载"灭黑，令人面色好"，其与蝉蜕、白芷、藁本、细辛配用可祛风养颜；风为百病之长，易袭阳位，治疗颜面部皮损，酌情运用祛风药，往往可收到意想不到的效果；珍珠粉在《海药本草》中明确指出"主明目，除面干"，可消除色斑，使肌肤滋养美白；当归、白芍、枸杞子可养血柔肝；配以白茯苓、山药可健脾以助生血；川芎、茜草、郁金等可凉血活血，改善血液循环；平素易口渴可配伍生石膏、菊花等清肺热、生津。

十五、蛇串疮

吴某，男，72 岁。2013 年 4 月 1 日初诊。

主诉：右侧胁肋部疼痛 3 月余。

现病史：患者 3 个月前不明原因出现右侧胁肋部疼痛，疼痛部位出现丘疱疹，诊为带状疱疹，经治皮损消失，但仍感觉疼痛，故来求诊。

检查：患者右侧胁肋部未见疱疹，皮损处留有色素沉着斑块及斑点，触碰后如针刺样疼痛，有时不碰也痛。舌质暗，苔黄厚腻，脉沉细迟。

中医诊断：蛇串疮。

西医诊断：带状疱疹。

中医辨证：气滞血瘀证。

治法：理气活血，通络止痛，佐以祛湿。

处方：当归20g，川楝子10g，白芍30g，郁金10g，忍冬藤20g，茜草20g，柴胡10g，龙胆草20g，细辛2g，生石膏20g，乳香（制）8g，没药（制）8g，虎杖10g，赤芍10g，钩藤20g，甘草10g。7剂，水煎服，日1剂，早晚分服。

4月8日二诊：原皮损疼痛减轻，舌质暗，苔薄黄，脉沉细，拟前方更赤芍为15g，加延胡索20g，香附12g，川芎10g。7剂，水煎服，日1剂，早晚分服。

4月15日三诊：皮损处有针刺样感，口干，舌质暗，苔黄，脉沉弦。拟前方去忍冬藤、龙胆草、虎杖、赤芍、香附，更白芍为40g，川楝子为15g，茜草为30g，细辛为3g，制乳香、制没药各为10g，加丹参20g。7剂，水煎服，日1剂，早晚分服。

4月22日四诊：疼痛明显减轻，皮损处受刺激后稍有疼痛，舌质暗，苔白厚，脉沉弦，疗效佳，拟上方去生石膏。7剂，水煎服，日1剂，早晚分服，巩固疗效。

按： 蛇串疮相当于西医的带状疱疹，是一种急性疱疹性皮肤病。本病常由于情志内伤，肝气郁结化火；或脾虚湿蕴，日久湿热蕴结；后期常因气血瘀滞，经络阻塞不通所致。总之，本病初期以湿热火毒为主，后期是正虚血瘀兼夹湿热之邪为患。

皮损与疼痛为本病特点。发病初期，疱疹与疼痛可同时出现，或先后出现，或二者仅出现其一，皮损为单侧带状分布的红斑丘疹，继而在红斑丘疹基础上出现粟米或黄豆大小簇集成群的水疱，疱群间皮肤正常，疱液澄清，疱壁紧张。部分患者皮损消失后可遗留顽固性神经痛，持续数月甚至更长时间。

本案患者属带状疱疹后遗神经痛，以理气活血，通络止痛为治则，又因兼夹的热象明显，所以配伍茜草和牡丹皮以清热凉血。

十六、红蝴蝶疮

苗某，男，37 岁。2011 年 5 月 24 日初诊。

主诉：面部出现红斑丘疹，伴有关节疼痛发热两年。

现病史：患者两年前不明原因出现上述症状，曾于河南某医院治疗，诊为系统性红斑狼疮，使用激素治疗（目前激素用量 45mg/ 日），病情稳定，现因出现尿蛋白升高而求治。

检查：谷丙转氨酶 66U/L ↑，谷草转氨酶 45U/L ↑，谷草转氨酶线粒体同工酶 20U/L ↑，肌酸激酶 37U/L ↓，乳酸脱氢酶 2534U/L，抗核抗体 ANA1:1000（++）↑，荧光模型核颗粒型（+），抗 nRNB 抗体（+），SSA 抗体（+），血沉↑，尿隐血（+++），尿蛋白（++），单核细胞百分比 8.6% ↑，嗜酸性粒细胞百分比 0.1% ↓。手及面部红肿，密布红色斑疹，关节疼痛。舌红苔薄白，脉弦。

　　中医诊断：红蝴蝶疮。

　　西医诊断：红斑狼疮。

　　中医辨证：肾阴亏损，脾肾两虚。

　　治法：滋阴清热，健脾祛湿，活血化瘀。

　　处方：当归 20g，金银花 30g，生黄芪 40g，赤小豆 30g，山药 30g，白茅根 30g，薏苡仁 30g，泽泻 10g，太子参 30g，栀子 20g，凌霄花 12g，蒲公英 20g，甘草 10g。7 剂，水煎服，日 1 剂，早晚分服。

　　6 月 1 日二诊：病情稳定，面部红斑丘疹仍在，仍偶有发热，手及面部红肿稍有减轻，舌红苔薄白，脉弦。拟前方去泽泻，加茜草 30g，鱼腥草 20g，地骨皮 30g 以清热凉血。7 剂，水煎服，日 1 剂，早晚分服。

　　6 月 22 日三诊：面部与上肢红斑有所减退，手及面部红肿减轻，舌红，苔薄，脉沉细。拟前方加水牛角粉 20g，徐长卿 20g 以清热凉血。冯宪章善用徐长卿以抗过敏，缓解面部红斑日晒加重症状。7 剂，水煎服，日 1 剂，早晚分服。

　　8 月 31 日三诊：手及面部红肿明显减轻，但关节疼痛明显，经检查尿蛋白由（++）转为弱阳性，面部及上肢红斑仍存在，舌淡红，苔薄白，脉沉迟。拟前方加川芎 10g，白芍 30g 以止痛。7 剂，水煎服，日 1 剂，早晚分服。

　　10 月 26 日四诊：患者病情稳定，面部及上肢红斑存在，手及面部无明显红肿，经检查：尿蛋白（+），隐血（+），红细胞压积 70%，谷丙转氨酶 60U/L，舌淡红，苔薄，脉沉细，治以滋阴清热，扶正，活血化瘀。予以调方：当归 20g，生黄芪 30g，白芍 20g，白茅根 30g，太子参 30g，茜草 20g，川芎 10g，金银花 30g，山药 20g，栀子 20g，鳖甲 20g。7 剂，水煎服，日 1 剂，早晚分服。

按：红蝴蝶疮是一种可累及皮肤和全身多脏器的自身免疫性疾病。冯宪章认为不规则发热常是该病的诱因。热伤津液，肾主水，故发热日久则伤肾阴致肾阴虚，肾的阴阳失衡；肝属木，水生木，肾阴虚则水不涵木，耗伤阴血。肝木克脾土影响脾的运化，出现水湿症状及影响气血生化；水火不济则影响心的功能，血不养心则会出现精神症状等。该病为肝肾亏损为本，引发全身症状。

早期治疗时冯宪章多以滋阴清热，扶助正气为治则，效果欠佳，后来在不断的临床实践及翻阅大量资料后，逐渐使用活血化瘀法，扶正能使狼疮因子由阳转阴；活血化瘀使抗核抗体由阳转阴，疗效显著。

十七、颜面播散性粟粒型狼疮

张某，女，34 岁。2013 年 3 月 4 日初诊。

主诉：面部出现红褐色粟粒或绿豆大小丘疹两月余。

现病史：两月前因过食辛辣刺激之品出现上述症状，自觉有轻微灼热感，自服栀子金花丸、黄连上清丸等药，疗效不佳，遂来我院门诊就诊。

检查：面部出现粟粒或绿豆大小丘疹，疹色呈淡红色或红褐色，表面光滑或透明，触之柔软，部分皮损顶端处有针尖大小黄色脓点，伴有轻微灼热痒痛感。皮损主要累及眼睑、鼻旁、面颊部，多对称分布，部分留有凹陷性萎缩性瘢痕。舌质红，苔薄黄。脉数。

中医诊断：面豆疮。

西医诊断：颜面播散性粟粒型狼疮。

中医辨证：热毒郁结型。

立法：清热解毒凉血，化瘀散结。

方药：当归20g，白茅根30g，徐长卿30g，白花蛇舌草30g，重楼10g，茜草30g，金银花30g，羚羊角2g，野菊花30g，败酱草30g，大黄（酒制）10g，藕节炭30g，生甘草10g。7剂，水煎服，日1剂，早晚分服。

配服：蒲地蓝消炎口服液。

3月13日二诊：皮损较前有所减轻，在前方基础上去掉羚羊角，加蒲公英30g。7剂，水煎服，日1剂，早晚分服。配用药同前。

3月20日三诊：皮损较前未有明显改变，在前方基础上去掉徐长卿、藕节炭，加羚羊角2g，紫花地丁20g，生地黄20g，牡丹皮10g，土茯苓20g。20剂，水煎服，日1剂，早晚分服。配用药同前。

4月10日四诊：部分皮损趋于消失，近日脾气急躁，在前方基础上加龙胆草20g，凌霄花10g。20剂，水煎服，日1剂，早晚分服。配用药同前。

4月30日五诊：皮损较前明显减轻，部分愈合后留有凹陷性萎缩性瘢痕。仍以清热解毒、活血化瘀散结为治法，方药如下：当归20g，金银花30g，白花蛇舌草30g，白茅根

30g，重楼 10g，茜草 20g，羚羊角 2g，蒲公英 30g，紫花地丁 30g，野菊花 30g，小蓟 20g，牡丹皮 10g，凌霄花 10g，生甘草 10g，炒白芍 20g。10 剂，水煎服，日 1 剂，早晚分服。

5 月 10 日六诊：皮损已趋于痊愈，仅留部分浅色瘢痕，以清热解毒、凉血消斑为治法，方药如下：当归 20g，金银花 30g，野菊花 30g，水牛角粉 30g，土茯苓 30g，小蓟 30g，重楼 10g，茜草 20g，牡丹皮 10g，生甘草 10g。10 剂，水煎服，日 1 剂，早晚分服。

5 月 23 日七诊：原有皮损仅留少许浅色凹陷性瘢痕，基本治愈，继服 5 月 10 日方药 1 周巩固疗效。

按： 颜面粟粒性狼疮又称为颜面播散性粟粒型狼疮，主要表现为粟粒或绿豆大小红色丘疹、结节，愈后留有凹陷性萎缩性瘢痕。常因体虚感邪、郁热化火或痰热瘀阻而致。常以清热解毒，活血化瘀，软坚散结为治法。在本病例中，患者一派热毒炽盛之象，兼夹有湿、瘀，治疗时重用金银花、野菊花、蒲公英、羚羊角、败酱草等清热解毒之品；并以当归、茜草、酒大黄、藕节炭以凉血活血；且败酱草、酒大黄、藕节炭均有消瘀之功；徐长卿可祛风止痒，活血止痛，现代研究表明其有解热镇痛、抗炎、抗过敏的作用；土茯苓、白花蛇舌草有除湿作用；后期热象已不甚明显时，重用当归、小蓟、茜草、牡丹皮等凉血活血之品。整个治疗过程中依据火盛、血热、夹湿、夹瘀的征象，紧抓主要矛盾，兼顾次要矛盾，适时调整方药，逐渐消除病症。

十八、灰指甲

陈某，男，25 岁。2013 年 5 月 9 日初诊。

主诉：右手中指指甲变形、增厚 1 年余。

现病史：患者 1 年前无明显原因出现上述症状，病后多次多处求治，诊为甲癣，用药（具体不详）外搽后，出现甲周脱皮，有轻度皲裂，故来求诊。

检查：患者右手中指指甲灰黄色，甲厚坚硬微变形，甲周皮肤干燥，有脱皮，轻度皲裂，偶有瘙痒。舌红，苔薄黄，脉沉实。

中医诊断：甲癣。

西医诊断：灰指甲。

中医辨证：血虚风燥证。

外治法：润肤解毒止痒。

方药：地骨皮 20g，侧柏叶 30g，火麻仁 30g，土荆皮 20g，凤仙草 20g，白及 20g。5 剂，煎水洗患处，每日 1 次。

红霉素膏 10g×1 支，制菌霉素片 0.2g×15 片（为末），混合外搽，1 次 / 日。

5 月 16 日二诊：甲周皮肤脱皮症状明显减轻，但仍有干裂，舌红，苔薄黄，脉沉实，拟前方去土荆皮，更地骨皮为 30g，白及为 30g。5 剂，煎水洗患处，每日 1 次，可润膏 10g×1 支，外搽。

5 月 26 日三诊：甲周皮肤无明显脱皮症状，干裂症状好转，舌淡红，苔薄黄，脉沉，继续用原方巩固疗效。

按：本病病初多由于湿热之邪蕴结肌肤，日久侵及爪甲，湿热化燥，伤及营血，阴液耗伤，爪甲失于濡养则甲板色灰、增厚，多属血燥失养。该患者皮损出现在一个指甲，并不需要口服给药，可仅给予外用药物，地骨皮、侧柏叶以清热止痒，火麻仁滋润皮肤，土荆皮、凤仙草杀虫止痒，白及缓解皮损皲裂症状。

十九、瓜藤缠

孟某，女，30岁。2013年4月27日初诊。

主诉：双下肢散在结节性斑块，伴刺痛两个月。

现病史：患者两个月前因劳累出现上述症状，病后曾于河南省某医院求诊，诊为结节性红斑，并做相关检查，未用药治疗，今来我院求诊。

检查：双下肢散在结节，如枣大小，略高于皮肤，触之较硬，颜色鲜红，按之疼痛，不能久行久立，劳累后皮损处刺痛。舌红，苔黄厚腻，脉沉滑数。

中医诊断：瓜缠藤。

西医诊断：结节性红斑。

中医辨证：湿热下注，气血瘀滞。

治法：清热祛湿，活血理气通络。

处方：当归20g，白茅根30g，金银花30g，薏苡仁30g，忍冬藤30g，徐长卿30g，路路通12g，茜草20g，土茯苓20g，延胡索20g，牛膝10g，乳香（制）6g，没药（制）6g，甘草10g。7剂，水煎服，日1剂，早晚分服。

5月6日二诊：未遵医嘱多休息，仍继续高强度工作，故效果不明显，舌红，苔薄黄腻，脉沉细，拟前方加川芎10g，络石藤20g，苏木10g，以活血化瘀。15剂，水煎服，日1剂，早晚分服，并嘱多休息，避免过度运动。

5月20日三诊：症状明显好转，皮损基本消退，遗留色素沉着，未见新出皮损，但仍不能久立久行，过度运动后原皮损处刺痛，舌淡红，苔薄黄，脉沉细。前方去土茯苓，改忍冬藤为20g，制乳香10g，制没药10g，加赤芍12g以活血化瘀。15剂，水煎服，日1剂，早晚分服，并嘱多休息，避免过度运动。

6月7日四诊：皮损基本消失，遗留色素沉着，未见新出皮损，适度运动未见明显刺痛，舌淡红，苔薄白，脉沉细，继续原方巩固疗效，并嘱多休息，避免过度运动。

按： 瓜藤缠是一种发生于下肢的皮肤血管炎性皮肤病，相当于西医的结节性红斑。其临床特点是散在性皮下结节，鲜红或紫红色，大小不等，有压痛，好发于小腿伸侧。

本病多由于湿热下注，气滞血瘀，瘀阻经络而发，所以临床治疗原则为清热利湿，理气活血化瘀。方中白茅根、金银花、茜草清热解毒，薏苡仁和土茯苓配伍以利湿，忍冬藤、徐长卿和路路通疏通经络，延胡索、制乳香、制没药和当归合用活血化瘀。

二十、阴毛脱落

李某，女，25岁。2013年3月6日初诊。

主诉：外阴部毛发成片脱落 5 年。

现病史：患者 5 年前无明显原因出现上述症状，曾在河南省某医院治疗，诊为斑秃，给予口服中成药及西药（具体不详），外搽强的松治疗，用药后面部肿胀，现已停用，为求中医系统治疗，今来我院求诊。

检查：患者外阴耻骨联合处有一处毛发脱落，呈片状，皮损大小略大于一元硬币，周围毛发稀疏。患者自述平素胃胀，乏力，便溏，自觉头部发紧。舌红，苔白腻，脉沉细。

中医诊断：脱发。

西医诊断：脱发。

中医辨证：肝肾亏虚，气血不足。

治法：滋补肝肾，益气养血。

方药：

当归 20g，沙苑子 10g，熟地黄 20g，山药 30g，熟首乌 30g，石菖蒲 12g，茜草 20g，砂仁 10g，阿胶珠 20g，山萸肉 10g，龙眼肉 12g，莲子肉 30g，生黄芪 20g，诃子 10g，甘草 10g，牛蒡子 10g，酸枣仁 10g。7 剂，水煎服，日 1 剂，早晚分服。

养血生发胶囊 1g，口服，每日 3 次。

3 月 15 日二诊：患者自述服药后纳差，牙疼，舌红，苔黄腻，脉沉细。拟前方加红花 10g，金银花 30g，黑豆 30g。7 剂，水煎服，日 1 剂，早晚分服。

4 月 1 日三诊：皮损处有微痒感，斑秃症状减轻，舌淡红，苔薄白。拟前方去牛蒡子，加枸杞子 20g，黑桑葚 10g。15 剂，水煎服，日 1 剂，早晚分服。

4月16日四诊：皮损处瘙痒，有微痛感，隐约可见黑色毛发，舌淡红，苔少，脉沉细。拟前方更黑桑葚为15g。7剂，水煎服，日1剂，早晚分服。丁香30g，香附30g，五加皮30g，两剂，煎水洗外阴。

按：本案例系由多种原因导致精血不能荣养毛发所致。肾藏精，其华在发，肝藏血，发为血之余，阴部毛发脱落与肝肾二脏关系最为密切，因此肝肾当为临床调护之重点。根据其病机特点，方中熟首乌、熟地黄、阿胶珠、龙眼肉皆入肝肾两经，滋补肝肾，生精养血，为生发防脱之要药；当归祛瘀生新，养血活血，以其温通之性，助滋养药物荣养毛发；沙苑子、山药、莲子肉、山萸肉补肾固精。冯宪章治疗此病既循常法，亦有特色，重用黄芪益气生血养发；砂仁健脾和胃，加茜草清热凉血，睡眠不安者，加酸枣仁以安神。

第四章　弟子心悟

一、脓疱性银屑病的跟师感悟

（一）概述

脓疱性银屑病是银屑病的一种特殊类型，临床以在红斑基础上出现较多粟粒大小脓疱伴有发热等全身症状为主要特征。本病可发生于各个年龄段，尤以儿童多见，其诱发因素包括感冒、用药不当、环境因素及劳累等，其中感冒、用药不当最常见。根据不同临床表现，本病可分为"环状型""发疹型""局限型"。西医多采用阿维 A、氨甲蝶呤、环孢素或生物制剂等一线药物治疗；上述药物因不良反应或经济负担等因素，临床应用多受限制。学生有幸跟师学习，受益匪浅。现将冯宪章治疗该病经验介绍如下。

（二）辨证思路

冯宪章认为，脓疱性银屑病患者平素多阴虚内热或素有血热，复感受寒邪，闭塞腠理；或感受热邪，入里蕴热化毒；或直接感受药物毒邪，入里蕴于血分，致毒热炽盛，外发为红斑、脓疱。毒热为阳证，故患者发病突然，进展迅速，数天即可累及全身，并伴有高热。热邪易耗气伤阴，病久导致气阴亏虚，虚则肌肤失养而出现脱屑。综上，冯宪章认为各种因素使机体毒热产生，而"毒热"作为脓疱型银屑病的核心病机，参与了脓疱性银屑病的各个阶段。

冯宪章认为脓疱性银屑病根据患者发病年龄、临床表现及转归分为"先天"和"后天"两种类型，两者病因病机不尽相同。"先天"临床特征为发病年龄早,初发即为脓疱型银屑病,后每次发作均为脓疱型银屑病,常见花剥苔和(或)沟纹舌,其发病多在遗传因素基础上合并感染导致。"后天"发病时间晚,初为寻常性银屑病,因感冒或使用刺激性药物,不规范使用激素等因素转变成脓疱型,脓疱消退后可转成寻常型,舌苔多无花剥。"先天"多为先天禀赋不足,肝肾亏虚,脾胃虚弱,复感受外邪,入里化热致毒,热毒相搏,外发于肌肤而发病,为本虚标实之证,后期毒热已去,气阴耗伤明显,表现以虚证为主;"后天"多血分蕴热,复因外感风寒、风热之邪,入里化热,或因服食药物,药毒入里,毒热搏结,外发肌肤致病,也可夹有湿邪,初期多为实证,病久耗伤气阴,表现为虚实夹杂。

冯宪章认为脓疱性银屑病应在"先天""后天"分型的基础上根据临床表现分为高热期、发热缓解期、恢复期。"先天"治疗早期以解毒清热,兼顾养阴为主;后期以益气养阴为主,或兼清余毒。"后天"治疗早期清热解毒、凉血,后期兼顾益气养阴。

(三)典型医案

马某,女,16岁。2008年6月18日初诊。

主诉:全身反复起红斑、丘疹、脓疱、鳞屑,伴瘙痒两年,加重1周。

病史:两年前无明显诱因于全身起红斑、丘疹、脓疱、鳞屑伴瘙痒不适,至当地医院就诊,诊断为脓疱型银屑病,曾服用中药及阿维A胶囊治疗,外用药膏(具体不详)后病情好转，后每因感冒或季节变换复发，多次就诊当地医院，病情控制尚可，1周前因感冒再次复发，头面、躯干、四肢泛起红斑、丘疹、脓疱，上覆薄层鳞屑，轻度瘙痒，发热恶寒，体温39℃，于当地治疗疗效欠佳，遂来我院就诊。

现症：头面、躯干、四肢泛起红斑、丘疹、脓疱，上覆薄层鳞屑，轻度瘙痒，发热恶寒，体温39℃，口干口苦，偶有咽痛，无咳嗽咳痰，无心慌胸闷，舌质红，苔黄腻，脉滑数，纳眠较差，二便调。

中医诊断：白疕（毒热炽盛）。

西医诊断：脓疱性银屑病。

初诊：辨证为毒热炽盛。治则为清热凉血解毒，兼以养阴。方用清营汤合竹叶石膏汤加减。具体药物：水牛角30g，生地黄15g，牡丹皮15g，石膏20g，淡竹叶10g，土茯苓30g，白花蛇舌草30g，玄参15g，金银花20g，麦冬10g，甘草6g。14剂，水煎服，日1剂，饭后半小时温服。

二诊：头面、躯干、四肢散在红斑或暗红斑，大部分脓疱已干涸脱屑，轻度瘙痒，偶有口干口苦，无发热恶寒，无咽痛不适，无咳嗽咳痰，无心慌胸闷，舌质红，苔少微腻，脉弦滑，纳眠好转，二便调。辨证为毒邪伤阴。治以养阴清热解毒。方用竹叶石膏汤和知柏地黄丸加减。具体药物：石膏20g，淡竹叶10g，知母20g，生地黄15g，牡丹皮15g，茯苓12g，山药20g，北沙参15g，玄参15g，土茯苓30g，白花蛇舌草30g，甘草6g。14剂，水煎服，日1剂，饭后半小时温服。

三诊：全身散在红斑、暗红斑、色素沉着斑，鳞屑较多，轻度瘙痒，偶有口干无口苦，无发热恶寒，无咽痛不适，无咳嗽咳痰，无心慌胸闷，舌质红，苔薄腻，脉弦细，纳眠可，二便调。辨证为气阴亏虚，肝肾不足。治以益气养阴，滋补肝肾。方用增液汤和六味地黄丸加减。具体药物：玄参 15g，生地黄 15g，麦冬 10g，赤芍 15g，泽泻 12g，茯苓 15g，牡丹皮 15g，山药 20g，土茯苓 30g，白花蛇舌草 30g，甘草 6g。共 14 剂，水煎服，日 1 剂，饭后半小时温服。两周后病情基本痊愈，随访半年无复发。

（四）病案解析

冯宪章认为脓疱性银屑病爆发阶段为高热期，以该患者为例，初诊临床表现为全身不断新发皮损，皮损为红斑基础上出现较多针尖或粟粒大小脓疱，部分连片，伴有高热。"先天"因素常见有口干，舌红，苔黄腻，脉数，多为毒热炽盛，夹有脾虚、阴虚，治疗以清热凉血解毒为主，兼健脾养阴，方用清营汤合竹叶石膏汤加土茯苓、白花蛇舌草等药物，常用药物有水牛角、生地黄、牡丹皮、石膏、淡竹叶、土茯苓、白花蛇舌草、玄参、金银花、麦冬等。其中水牛角、生地黄、牡丹皮、石膏清热凉血；土茯苓、白花蛇舌草、金银花、淡竹叶清热解毒兼除湿；玄参、麦冬扶正养阴；脓疱多、高热者可加用紫草、大青叶、白茅根；口干、阴虚明显者加北沙参、乌梅等。"后天"因素可见便干尿黄，舌红苔黄，脉弦数或滑数，系热毒炽盛，兼有外邪、湿蕴，治以清热凉血解毒，兼解表除湿。方用犀角地黄汤合黄连解毒汤加土茯苓、金银花、石膏、白花蛇舌草等药物，常用药物有石膏、水牛角、生地黄、牡丹皮、黄芩、土茯苓、黄柏、蒲公英、白花蛇舌草、金银花等。石膏、水牛角、生地黄、牡丹皮清热凉血；土茯苓、黄柏、黄芩、蒲公英解毒祛湿；若热盛加白茅根、紫草；脓疱多、肿胀明显，苔腻示湿重，加滑石、车前子、茯苓；若伴有明显寒颤发热者，酌加用麻黄汤。

该患者二诊病情明显好转，已无发热，为脓疱性银屑病好转期，也可称为发热缓解期，体温基本正常或低热，全身无新发脓疱或少许新发脓疱，原红斑稍淡，脓疱干涸脱屑，可伴有瘙痒。"先天"因素者口干明显，舌红，苔花剥或见沟纹舌，脉细数或沉细，此期多系高热期病情已得到控制，毒热已减少，阴液耗伤，阴虚夹有余毒，以养阴清热解毒为主，治以竹叶石膏汤合知柏地黄丸加减，若有轻度低热者，可选用竹叶石膏汤合青蒿鳖甲汤加减，常用药物有石膏、淡竹叶、知母、生地黄、牡丹皮、茯苓、山药、北沙参、玄参、土茯苓、白花蛇舌等。土茯苓、白花蛇舌草清解余毒；石膏、知母、生地黄、牡丹皮凉血；玄参、北沙参、山药、茯苓养阴健脾。"后天"因素者口干，舌红，苔薄或少，脉弦细或细数，此为高热虽退，阴液已伤，血热仍在，予以竹叶石膏汤合凉血五根汤加减，其中竹叶石膏汤清解余热、益气养阴；凉血五根汤源自《赵炳南临床经验》，有凉血活血、解毒化斑之效。两者合用，共奏凉血养阴、解毒消斑之功效。若瘙痒者可加用珍珠母、地肤子等重镇祛风止痒。

该患者三诊时明显好转，冯宪章认为此时为脓疱性银屑病恢复期，此期患者病情基本缓解，体温正常，全身无新发脓疱，原红斑变淡消退，脓疱消失，仍有少许脱屑或无脱屑；

称之为恢复期，尤以"后天"因素者多见。"先天"因素者见沟纹舌，脉细或沉细，表现为气阴亏虚，肝肾不足，治以益气养阴，滋补肝肾，间断予以增液汤合六味地黄丸加减以调理体质，减少复发，可每隔两月服用 1～2 周。"后天"因素者多表现为全身散在红色斑块，上有鳞屑，或皮损完全消退，舌红，苔薄，脉弦或弦细，此时按寻常型银屑病血证论治，证多属血热内蕴，治以清热凉血消斑，佐以重镇，方用凉血五根汤合龙骨、牡蛎、珍珠母加减以巩固疗效。

（五）按语

脓疱性银屑病高热期患者皮损以红斑脓疱为主，伴有疼痛，此时外用应选择药性缓和、刺激性小的药物，如外用炉甘石洗剂可使脓疱较快干涸，同时散热，保护创面，减少刺激疼痛。脓疱数天干涸脱屑，皮肤紧绷，干燥瘙痒，给予保湿润燥之黄连紫草膏（院内制剂）可迅速去除鳞屑，减轻不适，也可选用凡士林等药物以保湿滋润。在治疗过程中注意解毒与养阴并重，脓疱性银屑病与毒热侵袭密切相关，解毒为首选，但本病持续高热，热盛伤阴。《温热经纬》云："热病未有不耗阴者。"脓疱后脱屑也多为阴虚血燥，肌肤失养所致，故解毒养阴不离始终，尤其对于"先天"平素阴虚明显者，养阴尤为重要。高热期加用玄参、天花粉、北沙参等养阴，若配伍麻黄，更需加重养阴之剂，以防汗出加重阴液耗伤，缓解期加用玄参、乌梅、北沙参等以固阴。

脓疱性银屑病在治疗过程中应注意固护脾胃。脾胃为"后天"之本，气血生化之源，脾胃受损，气血生化乏源，水湿运化受损而出现水肿。该病大量使用苦寒解毒凉血之品，寒凉伤胃，尤其儿童患者，小儿特点是肝常有余，脾常不足，易虚易实，钱乙认为"小儿脏腑柔弱，不可痛击，大下必亡津液而成疳"，故治疗需要兼顾脾胃。

二、白塞病的跟师感悟

（一）概述

白塞病又称口－眼－生殖器三联征，是一种多系统损害的慢性复发性自身免疫疾病。除眼、口和生殖器发病外，还可累及血管、消化道、关节、皮肤及神经系统。本病属中医学"狐惑病"范畴，病因病机复杂，病情缠绵，反复发作，顽固难愈。古代医家多认为本病与伤寒之后余热未尽，湿热邪毒内蕴相关。现代多数医家认为湿、热、毒、瘀是该病的主要致病因素，与肝、脾、肾、胃等脏器有关。在治疗方面多采用分型论治和循经论治的方法。学生有幸跟师学习，受益匪浅。

（二）辨证思路

古代医家多认为白塞病病因与伤寒之后余热未尽，湿热邪毒内蕴相关。路志正教授认为本病与湿邪密切相关。马武开认为湿热毒瘀互结是白塞病发病的病理基础，且贯穿于疾病的始终。湿热毒瘀相互交结，阻滞经脉，上扰则口腔糜烂生疮，双目红赤，下注则阴部溃烂，弥漫三焦，充斥上下，多脏器受戕，以成此证。冯宪章认为本病病位在肝脾肾，肝脾肾亏虚为本，湿热毒蕴为标，病性为虚实夹杂，强调急则治其标，缓则治其本，标本同治的中医治则，采用疏肝健脾、滋阴补肾、扶正解毒的治法来分期论治本病。

冯宪章认为，该病中医病机为阴虚阳亢，由肝脾肾之阴阳互变，湿热毒邪内生而发。肝经之脉绕阴器，循少腹，入属肝脏，络胆府，散布于胁上，通咽喉口唇，开窍于目，故前阴、咽喉、眼等部位病多属肝；肾开窍于二阴，前后二阴的病多属于肾；脾经之脉夹咽连舌，散舌下，开窍于口，其华在唇，主四肢肌肉，口唇四肢的病多属于脾。病因系患者先天禀赋不足，肝肾阴虚，兼之后天失养，水湿内停，湿热内生，蕴久成毒，毒热内盛，不得外泄，充斥上下内外，循经走窜于口、咽、眼、二阴、四肢，湿毒侵蚀而致糜烂溃疡。肝肾阴虚、湿热内生久则伤阴液，劫灼肝肾之阴，经脉失其所养，孔窍失其滋润，致口腔、二阴、眼睛溃烂。湿热阻络，气血凝滞，郁于肌肤，而致四肢红斑结节，疼痛难忍。阴虚日久必损及阳，脾肾阳虚，阴寒凝滞，阴阳气血失和，病情反复发作，缠绵难愈。

（三）典型医案

李某，男，32岁。2010年3月10日初诊。

主诉：反复口腔溃疡伴下肢红斑结节4年余。

病史：患者4年前无明诱因出现口腔溃疡，反复发作，并出现下肢红斑结节伴疼痛，曾按白塞病在多家医院就诊，给予强的松片、反应停片、来氟米特片、白芍总苷胶囊等多种药物治疗3个月，病情未见缓解，并出现痛风，血糖升高，血压升高，骨质疏松等不良反应，近 10 日来病情逐渐加重，遂来就诊。

现症：全身散在红斑结节，口腔和外阴溃疡，疼痛不适，口干，无咳嗽咳痰，无心慌胸闷，舌质红，苔黄，脉沉细，纳眠较差，二便调。

中医诊断：狐惑病（肝肾阴虚，脾虚失运，湿毒内蕴）。

西医诊断：白塞病。

初诊：辨证为肝肾阴虚，脾虚失运，湿毒内蕴。治则为益气健脾，滋补肝肾，除湿解毒。方用专病协定方。具体药物：当归 20g，白芍 30g，陈皮 30g，山药 30g，薏苡仁 30g，金银花 30g，赤小豆 40g，黄芪 30g，茯苓 20g，白及 10g，枸杞子 20g，女贞子 20g，白茅根 30g，黄柏 10g，连翘 20g，泽泻 10g，青葙子 10g，佩兰 10g，菊花 10g，龙胆草 15g，白术 10g，丹参 20g，枳壳（炒）10g，甘草 10g。14 剂，水煎服，日 1 剂，饭后半小时温服。

二诊：躯干四肢红斑结节颜色变淡，结节变小，疼痛明显减轻，口腔溃疡变小。舌质红，苔薄，脉沉缓。辨证为肝肾阴虚，脾虚失运，湿毒内蕴。治则为益气健脾，滋补肝肾，除湿解毒。守前方继服 7 剂，水煎服，日 1 剂，饭后半小时温服。

三诊：口腔溃疡消失，背部和四肢有少量新出红斑结节，自觉疼痛，舌质红，苔黄，脉数。辨证为肝肾阴虚，湿热内蕴。治则为滋补肝肾，益气健脾，凉血解毒。原方加茜草 20g，生牡蛎 20g，生地黄 20g，土茯苓 20g，徐长卿 30g。14 剂，水煎服，日 1 剂，饭后半小时温服。两周后病情基本痊

156

愈，随访半年无复发。

（四）病案解析

　　冯宪章将本病分为急性活动期和缓解期。该患者初诊处于白塞病急性活动期，该期多表现为发热，口舌生疮，目赤肿痛，皮肤出现红斑，双下肢红斑结节，外阴溃疡，头昏头重，胸腹胀满，大便干，小便黄，舌质红或淡，苔腻，脉滑数或沉缓，治疗以祛邪为主、扶正为辅，健脾除湿、清热凉血解毒为其治则，常用的药物有当归、黄柏、黄连、生地黄、赤芍、白茅根、青葙子、龙胆草、甘草等。缓解期临床表现为长期反复低热，头昏目眩，口干咽燥，失眠健忘，腰膝酸软，五心烦热，下肢结节，口舌生疮，舌红少津，苔少，脉沉弦或数，属肝肾亏虚、湿热内蕴，治以滋补肝肾，清热除湿，常用的药物有熟地黄、山药、山茱萸、女贞子、菟丝子、枸杞子、玄参、何首乌、鳖甲、知母、黄柏、牡丹皮、泽泻等。另有患者临床表现为全身无力，少气懒言，食欲不振，头晕耳鸣，腰膝酸软，足跟痛，口渴不欲饮，低热缠绵，口舌生疮，外阴溃疡常于月经前后反复发作，大便溏泄，舌质淡、苔薄白，脉沉细，此型为脾肾两虚，阴阳气血失和，治疗以益气健脾补肾，调和阴阳气血为法，常用的药物有黄芪、党参、白芍、白术、茯苓、菟丝子、熟地黄、仙灵脾、附子、枸杞子、女贞子、鸡血藤、何首乌、钩藤、天仙藤、牡丹皮、黄柏等。

　　该患者使用拟定方取得显著疗效，方中黄芪、山药益气健脾，白芍、枸杞子、女贞子滋补肝肾，赤小豆、薏苡仁、茯苓、金银花、连翘、泽泻利湿解毒，青葙子、龙胆草清肝胆湿热，白及和枳壳收敛创口，治疗口腔外阴和生殖器溃疡。

冯宪章在核心病机的基础上强调兼症的辨识，重视随症加减，口腔溃疡重加土茯苓，溃疡难愈者加天花粉、豆黄卷，溃疡反复发作者加石斛、西洋参，外阴溃疡加乌贼骨、煅牡蛎、莲须、白蔹，视力减退者加枸杞子，眼痛者加延胡索、细辛，下肢有结节红斑者加桃仁，关节痛者加桑寄生、鬼箭羽，脓疱或关节肿者加蒲公英、紫花地丁。

（五）按语

冯宪章论治白塞病，根据急则治其标，缓则治其本的原则，急性期以清热利湿、凉血解毒为主，以益气健脾、滋阴补肾为辅治其标，稳定期以益气健脾，滋阴补肾为主，以清热利湿、凉血解毒为辅治其本，理法方药体系严密，有章可循，疗效颇佳。白塞病临床症状复杂多样，冯宪章据该病"肝脾肾亏虚为本，湿热毒蕴为标"的核心病机，以疏肝健脾，滋阴补肾，扶正解毒为治则，分期论治，急性期治疗以祛邪为主，扶正为辅，以健脾除湿、清热凉血解毒为治法，缓解期以扶正为主，祛邪为辅，滋补肝脾肾，调和阴阳气血，清热除湿为法。并拟定专病专方，方中黄芪、山药益气健脾，白芍、枸杞子、女贞子滋补肝肾治其本，赤小豆、薏苡仁、茯苓、金银花、连翘、泽泻利湿解毒，青葙子、龙胆草清理肝胆湿热，白及和枳壳收敛创口，治疗口腔外阴和生殖器溃疡。

冯宪章认为六淫、七情、饮食、劳倦是白塞病病情复发的常见原因。故在疾病初愈时药物的巩固治疗，饮食的调养，情志的调摄，防御外邪的侵袭，劳逸的适度，体质的增强对防止疾病的复发会起到积极的临床意义。冯宪章强调在疾病初愈时不可以断然停药，应继续服用益气健脾、滋阴补肾之类的中药巩固治疗；在饮食方面，忌食辛辣刺激之物，如辣椒、牛羊肉、海鲜等，以免加重病情或促使病情复发；在情志方面，要保持心情舒畅，避免抑郁恼怒；要随时注意天气变化，适时添加衣物以防御外邪的侵袭；要生活规律，劳逸结合，加强体育锻炼，增强体质。

三、粉刺的跟师感悟

（一）概述

粉刺属于西医痤疮、毛囊炎范畴，是皮肤科的一种常见病和多发病。好发于 14～20 岁的青春期男女，俗称青春痘。西医认为该病与雄激素、皮脂腺分泌、毛囊皮脂腺导管角化、痤疮丙酸杆菌繁殖等有关。中医学多认为与先天肾阴亏虚，心火过旺，或肺胃热盛，上蒸头面，或饮食不节，或血热郁滞等因素有关。学生有幸跟师学习，受益匪浅。现将冯宪章治疗该病经验介绍如下。

（二）辨证思路

冯宪章认为，粉刺多因肺经有热，蕴阻肌肤；或过食辛辣油腻食物而生湿蕴热，循经外越肌肤；或脾气不健，运化失调，水湿内停，湿热内生，热与痰凝阻于肌肤；或肌腠不密，化妆品刺激皮肤诱发。该病发病部位多在面部，也可发于前胸后背，自觉瘙痒、疼痛。病程缠绵，不断出现新皮损，迁延数年。皮损为毛囊性丘疹，丘疹有时出现黑头，周围毛细血管扩张，挤压有白色分泌物排出，严重者会出现脓疱，痊愈后出现色素沉着，或凹陷性疤痕，或增生性疤痕，常伴有皮脂溢出。冯宪章认为，该病分为肺胃湿热、气血瘀滞、痰瘀互结三种证型。

肺胃湿热型多见于面部前额，严重者波及前胸后背，皮损散在分布，丘疹大小不等，色红或暗，部分丘疹有黑头，皮肤油腻，伴有口干，小便黄，大便干，舌质红，苔黄腻，脉滑数。此属肺胃湿热证，治宜清宣肺胃湿热，给予枇杷清肺饮加减。药物组成：枇杷叶、栀子、连翘、赤芍、桑白皮、黄芩、牡丹皮、红花、凌霄花、生地黄、金银花、冬瓜仁。

气血瘀滞型多见于面部皮损经年不退，肤色红或暗红，伴有月经不调，往往月经前加重，月经后减轻，同时伴有腹痛；男性面色晦暗或紫暗，舌质暗红，伴有瘀点，脉细涩。此属气血瘀滞证，治宜行气理血，解毒散结，给予凉血清肺饮加减。药物组成：生地黄、金银花、茵陈、白花蛇舌草、牡丹皮、黄芩、赤芍、桃仁、益母草、连翘、紫花地丁、知母、枇杷叶。

痰瘀互结型多见于面部皮损反复发作，经久不消，皮损为豆大肿块，高出皮肤，颜色暗红，触之质软，挤压可见脓血或黄色分泌物，皮疹消退后留有疤痕，舌质淡红，脉滑数。此属痰瘀互结证，治宜活血化瘀，消痰软坚散结，给予海藻玉壶汤加减。药物组成：海藻、陈皮、昆布、法半夏、夏枯草、连翘、生龙骨、生牡蛎、川芎、青皮、甘草、山慈菇、赤芍。加减：面部渐红不退，加鸡冠花、玫瑰花、槐花、寒水石；脓肿甚者加蒲公英、紫花地丁、草河车、虎杖；皮损成结节状者加贝母、昆布；经期加重者加益母草、香附、淫羊藿；面部油腻者加茵陈、五味子、虎杖。

（三）典型医案

赵某，女，33 岁。2013 年 4 月 3 日初诊。

主诉：面部反复出现红色丘疹、结节、瘢痕，伴疼痛 8 个月，加重 1 周。

病史：8 个月前患者面部不明原因出现红色丘疹、脓疱，多处求治，效果不佳，病情反复发作，日久出现结节、瘢痕，自觉疼痛，未规律诊治。近 1 周来病情逐渐加重，遂来就诊。

现症：面部散在红斑、丘疹、脓疱，局部可见少许结节及瘢痕，疼痛不适，口干，无咳嗽咳痰，无心慌胸闷，舌质暗红，苔薄黄，脉沉涩，纳眠较差，二便调。

中医诊断：粉刺。

西医诊断：痤疮。

治疗过程：

初诊：辨证为痰淤互结型。治则为凉血活血消斑，消痰软坚散结。

方药：当归 20g，丹参 20g，生白术 10g，金银花 30g，夏枯草 20g，赤芍 10g，川芎 10g，皂角刺 10g，法半夏 6g，穿山甲（炮）10g，鬼箭羽 20g，水蛭 10g，红花 10g，海藻 10g，昆布 10g。14 剂，水煎服，日 1 剂，饭后半小时温服。

二诊：面部散在红斑、暗红斑，丘疹、脓疱较前明显减轻，局部可见少许结节及瘢痕，疼痛不适，口干，无咳嗽咳痰，无心慌胸闷，舌质暗红，苔薄黄，脉沉涩，纳眠较差，二便调。患者病情好转，可在凉血活血消斑基础上重用软坚散结药物，前方去皂角刺，改海藻 20g，昆布 20g，三棱 10g，茯苓 20g。共 7 剂，水煎服，日 1 剂，饭后半小时温服。

三诊：面部瘢痕丘疹触之较前质软，在凉血活血消斑、软坚基础上重用清热解毒药物，前方加白花蛇舌草 30g，凌霄花 10g，炒蒺藜 20g。7 剂，水煎服，日 1 剂，饭后半小时温服。

四诊：用前方后面部皮损较前明显好转，以清热解毒凉血、软坚散结为治则，处方：当归 20g，茜草 20g，金银花 30g，白花蛇舌草 20g，凌霄花 10g，蒲公英 30g，穿山甲 10g，野菊花 20g，昆布 30g，海藻 20g，三棱 10g，莪术 10g，皂角刺 10g，炒蒺藜 20g，桃仁 10g，白茅根 30g，水蛭 10g，牛蒡子 10g。7 剂，水煎服，日 1 剂，饭后半小时温服。两周后基本痊愈，随访半年无复发。

（四）病案解析

冯宪章指出，该患者血热日久煎灼津液为痰，伤阴血致血行不畅为瘀，郁热痰瘀互结于面部而出现结节、瘢痕。治疗时注重凉血活血化瘀，软坚散结。方中当归、丹参、赤芍、川芎凉血活血；鬼箭羽、皂角刺、穿山甲、红花活血祛瘀通络；水蛭、三棱、莪术破血逐瘀力强，用于瘀血日久瘢痕难消；海藻、昆布消痰软坚；半夏燥湿化痰散结，脾虚易生痰湿，注意健脾以绝痰生之源，治疗过程中以白术益气健脾燥湿，茯苓健脾渗湿；后期注重金银花、野菊花、白花蛇舌草、蒲公英等清热解毒药的运用。冯宪章治疗此病着眼于瘀、热、痰互结，以清热凉血活血、祛瘀软坚、健脾化痰祛湿为原则，适时调整用药，以期达到良好疗效。

冯宪章根据自己多年的临床经验，以清肺凉血、健脾祛湿、化痰解毒为治则，制定了经验方，药物组成：枇杷叶10g，生地黄30g，桑白皮20g，赤芍12g，栀子10g，石膏20g，茵陈20g，蒲公英30g，紫花地丁30g，连翘20g，胡黄连10g，法半夏10g，穿山甲10g，白花蛇舌草30g，白茅根30g，甘草10g。水煎服，每日1剂。临证加减：口渴唇燥者加玄参、麦冬、天花粉；结节脓肿难消者加莪术、夏枯草、牡蛎、海藻；月经不调者加益母草、白芍；烦躁者加虎杖、郁金。方中枇杷叶、桑白皮入肺经，清肺热；石膏入肺、胃两经，清肺胃两经热邪；生地黄、赤芍、白茅根清热凉血；栀子、蒲公英、紫花地丁、连翘、胡黄连、白花蛇舌草清热燥湿解毒；茵陈清湿热；法半夏、穿山甲祛湿化痰、软坚散结。

冯宪章认为治疗本病不仅需要中药内服，还要发挥中药外用的优势。如大黄、硫磺各半，煎水外洗患处；黄连、黄柏、大黄、冰片共为细末，凉开水调搓之；大黄、硫磺、丹参、冰片共为细末，加适量大豆粉混合，以红霉素软膏为基质调稀膏，外敷患处。根据患者的临床表现灵活运用，可取得明显疗效。

（五）按语

冯宪章认为粉刺分为肺胃湿热证、气滞血瘀证、痰淤互结证，与湿、热、痰、瘀等因素和肺、胃、脾、肝、肾等脏腑有关。采取清热除湿、活血化瘀、软坚散结等治法，并总结了自己的经验方，临床取得了较好的疗效。

四、黄褐斑的跟师感悟

（一）概述

黄褐斑俗称肝斑或面尘，属中医学"黧黑斑"范畴，属于西医色素代谢异常类皮肤病，临床表现为面部对称性黄褐色斑片。目前本病病因尚不清楚，可能与遗传、内分泌、妊娠、日光照射、微生态失衡、代谢异常、劣质化妆品的使用等因素有关。笔者有幸随师侍诊，获益良多。现将冯宪章治疗黄褐斑经验介绍如下。

（二）辨证思路

中医学认为本病与肝、脾、肾有关，多因肾阴不足，水衰火旺，肾水不能上承；或肝郁气结，郁久化热，灼伤阴血而发病。肾主水，黑色主肾病，若肾水上泛，或水衰火盛，则导致肌肤或颜面黧黑。冯宪章认为气血瘀滞不能上荣于面是该病的主要病机。肝藏血，主疏泄，若肝郁不疏，则气血郁结；脾统血，主运化升清，乃后天之本，若脾失健运，则水谷精微不能上输，气血生化乏源；若肾阴不足，则虚火上炎，肝失肾水滋养而失条达；若肾阳不足，则阴寒内盛，气血不得温煦而滞涩不畅，导致脾失健运，水谷不得气化而生化乏源。由此可见，肝、脾、肾功能失常均会导致气血瘀滞或气血亏虚。

冯宪章根据黄褐斑的病因病机，将该病分为肝气郁结、肝肾阴虚、气血亏虚三型。肝气郁结型好发于中青年女性，皮损与情志变化有关。症见斑色深褐，弥漫分布，伴烦躁不安，胸胁胀满，经前乳房胀痛，口苦咽干；或月经不调，经前颜色加深，舌红，苔薄，脉弦细。治宜舒肝理气，方用逍遥散加减。肝肾阴虚型症面部黑褐色斑片，大小不等，边缘清楚，分布对称，月经不定期，量少，常伴腰膝酸软，五心烦热，失眠多梦，身体消瘦，舌红，苔少，脉沉细。治宜滋补肝肾，方用六味地黄丸加减。同时应酌加活血药如桃仁、红花、益母草、丹参、泽兰等。气血亏虚型症见黄褐色斑片，面色无华，倦怠乏力，大便溏泄，或体胖，全身困重，头昏胀痛，胸闷，脘痞，面部发胀或下肢水肿，带下量多、色白，舌淡胖、边有齿印，苔白腻，脉濡缓。治宜益气健脾，养血祛斑，方用八珍汤加减。

（三）典型医案

张某，女，36 岁。2013 年 3 月 27 日初诊。

主诉：面部黄褐斑片无痛痒 1 年余，加重 1 个月。

病史：1 年前患者面部不明原因出现黄褐色斑片，无痛痒不适，未行诊治，皮疹逐渐增多，曾至私人诊所予中药内服，疗效欠佳，近 1 个月来病情逐渐加重，遂来就诊。

现症：面部散在黄褐色斑片，对称分布，日晒后加重，无痛痒不适，纳可眠较差，二便调，舌质暗，苔薄白，脉沉细。平素月经量少，经期推迟。

中医诊断：黧黑斑。

西医诊断：黄褐斑。

治疗过程：

初诊：辨证为属肝肾亏虚。治宜滋补肝肾，消斑增白。具体方药：当归20g，茜草20g，白芷10g，白芍30g，郁金10g，僵蚕10g，藁本10g，杏仁10g，冬瓜子30g，牡蛎20g，枸杞子20g，茯苓20g，细辛2g，石膏20g，珍珠粉2g，甘草10g。14剂，水煎服，日1剂，饭后半小时温服。

二诊：面部散在黄褐色斑片颜色较前变淡，皮疹对称分布，日晒后加重，无痛痒不适，纳眠好转，二便调，舌质暗，苔薄白，脉沉细。于原方基础上加川芎10g，菊花10g。14剂，水煎服，日1剂，饭后半小时温服。

三诊：面部散在淡黄色斑片，部分皮疹已消退，无痛痒不适，纳眠可，二便调，舌质薄白、边有齿痕，脉沉细。病情好转，可于二诊方基础上加山药30g。14剂，水煎服，日1剂，饭后半小时温服。两周后病情稳定，随访半年无加重。

（四）病案解析

冯宪章根据多年临床经验，总结出治疗黄褐斑的经验方——消斑美白方，根据黄褐斑不同证型可灵活运用。消斑美白方药物组成：当归20g，白芍30g，夏枯草30g，丹参20g，枸杞子20g，炒杏仁10g，冬瓜子30g，白芷10g，生牡蛎 20g，白茯苓 20g，僵蚕 10g，蝉蜕 10g，玉竹 10g，郁金 10g，菊花 10g，细辛 8g，生石膏 20g，甘草 10g，珍珠粉 1g。方中枸杞子、白芍滋补肝肾；炒杏仁、冬瓜子、白芷、生牡蛎、白茯苓、僵蚕、夏枯草、细辛、珍珠粉消斑增白；蝉蜕引药达表；郁金疏肝理气；丹参活血化瘀消斑。诸药合用，共奏健脾补肾，疏肝理气，活血化瘀，消斑增白之效。由于临床发病部位不同，所属经络不同，用药也不同，故冯宪章临证时常随症加减。若皮损在上额，加黄连、麦冬、石菖蒲，养心理气；皮损在下颌，加知母、泽泻，清泻肾火；皮损在左颊，加蒺藜、牡丹皮，疏肝清热祛风；皮损在右颊，加桑白皮清肃肺金；皮损在鼻，加苍术、陈皮，运脾畅中；皮损在眼眶周围，加吴茱萸、枸杞子，补益肝肾；皮损在鼻唇区，加生石膏、玉竹、麦冬，清胃滋阴。

（五）按语

冯宪章根据多年的临床经验，总结出黄褐斑的常见证型及治疗原则，并创制了经验方——消斑美白方，疗效显著。另外，在治疗过程中还总结出"以色制色"的理论，临床多用白芍治疗黄褐斑，以白祛黑。白为金，黑为水，且白能胜湿，故采用白色类药物入肺经治肺，可间接达到调肾的目的。临床药理研究证实祛斑增白作用的单味中药有白芷、天麻、白僵蚕、白附子、天花粉、川芎、桃仁、丹参、防风、白及、刺蒺藜、当归、乌梅、桂皮、蔓荆子、山茱萸、夏枯草等。此外，当归具有激活超氧化物歧化酶活性、抗氧化的作用；乌梅、桂皮、蔓荆子、山茱萸、夏枯草均可抑制酪氨酸酶，具有祛斑脱色的作用。

冯宪章在治疗黄褐斑的同时，多嘱患者重视调理，主要体现在生活调理、饮食调理、精神调理三个方面。如生活调理方面要起居有节，防止过度的紫外线照射，日晒是黄褐斑的重要诱因之一；此外，房事过度，久伤阴精，则水不能制火，颜面不得荣润而发为黄褐斑，故切忌纵欲过度。饮食调理方面宜荤淡适宜，忌食辛辣煎炸及饮酒。精神调理方面暴怒伤肝，忧虑伤脾，惊恐伤肾，此皆可使气机紊乱，气血悖逆，不能上荣于面而发黄褐斑；故平时要保持心情舒畅，禁忌忧思恼怒。此外，还采用中药面膜外敷，内外合治，以增强疗效。

五、荨麻疹的跟师感悟

（一）概述

荨麻疹是皮肤黏膜较常见的过敏性疾病，主要为皮肤黏膜暂时性血管通透性增加而发生的局限性水肿，即风团，伴有剧烈瘙痒。该病病因非常复杂，急性荨麻疹比较容易治疗；慢性荨麻疹治疗起来非常棘手，是皮肤科的难治病。冯宪章根据多年的临床经验，认为荨麻疹的病因病机为禀赋不足，卫外不固，毒邪六淫侵犯，或因多食鱼虾海味，辛辣刺激，或因药物导致营卫不和所致。治疗以疏风和营止痒为原则。对于慢性荨麻疹应益气扶正，调和营卫，除风止痒。学生有幸跟师学习，受益匪浅。现将冯宪章治疗荨麻疹经验介绍如下。

（二）辨证思路

荨麻疹俗称"风疹块"，是常见的过敏性皮肤病，临床表现为皮肤上出现瘙痒性风团，发无定处，骤起骤退，消退后不留任何痕迹。该病属中医学"瘾疹"范畴，分急性和慢性两类。《儒门事亲》曰："凡胎生血气之属，皆有蕴蓄浊恶热毒之气。有一二岁而发者，有三五岁至七八岁而作者，有年老而发瘾疹者。"急性荨麻疹多由于患者禀赋不足，六淫入侵，加之饮食不当，湿热内蕴，化热动风。因风而发病，急来势迅，内不得疏泄，外不得透达，郁于皮毛腠理之间，邪正相搏而发病；或因精神紧张，焦虑过度，营卫失和，导致脏腑功能失调而发病；或因药物过敏而诱发荨麻疹药疹。慢性荨麻疹多因情志不遂，肝郁不疏，郁久化热，伤及阴液；或平素体弱，阴血不足，阴虚内热，血虚生风；或产后受风；或因皮疹反复发作，经久不愈，气血损耗，加之风邪外袭，导致内不得疏泄，外不得透达，郁于皮肤腠理之间，邪正相搏而发病。该病外因主要为风邪。风为百病之长，善行而数变，风邪常夹杂寒热之邪而致病，风寒相合而为风寒之邪，风热相合而为风热之邪，根据个人体质的不同，二者又可相互转化。该病日久则多属虚证。

冯宪章将急性荨麻疹分为风热、风寒两型。风热型症见风团色红或地图状，局部有灼热，心烦，口渴，舌质红，苔薄黄，脉弦数，皮肤划痕征阳性。常用药物为当归、生白芍、白蒺藜、徐长卿、桑枝、桑叶、蝉蜕、威灵仙、生石膏、紫草、生地黄、金银花、绿豆皮、甘草。风寒型症见风团色淡红，或呈瓷白色，舌质淡，苔薄白，脉弦紧，皮肤划痕征阳性。常用药物为当归、炒白芍、徐长卿、威灵仙、蝉蜕、僵蚕、麻黄、羌活、白蒺藜、苏叶、桂枝、茜草、生黄芪、甘草。

（三）典型医案

陈某，女，29岁，2011年7月19日初诊。

主诉：全身出现瘙痒性风团两个月。

病史：患者两个月前全身出现红色风团，瘙痒剧烈，曾于某医院就诊，按照急性荨麻疹给予地塞米松注射液和强的松注射液静脉滴注，并口服依巴斯汀片，每次10片，每日1次。治疗后风团减少，瘙痒减轻，但停药后复发。

现症：全身泛发红色风团，瘙痒剧烈，伴胸闷，呼吸困难，入夜加重，二便可，舌质暗红，苔白，脉数。全身泛发红色风团，高出皮肤，压之退色，可自行消退，消退后不留任何痕迹。

西医诊断：慢性荨麻疹。

中医诊断：瘾疹。

治疗过程：

初诊：辨证为风寒型。治宜益气固表，调和营卫，疏风止痒。处方：当归15g，黄芪30g，白术10g，防风10g，荆芥10g，徐长卿30g，威灵仙10g，鸡血藤30g，生龙骨30g，生牡蛎30g，白芍30g，桂枝10g，羌活10g，僵蚕10g，全瓜蒌15g，女贞子15g，浮萍15g，白蒺藜15g，甘草10g。14剂，水煎服，日 1 剂，饭后半小时温服。

二诊：患者全身新出风团减少，瘙痒较前明显减轻，纳眠好转，二便调，舌质暗，苔薄白，脉弦滑。前方加冬瓜皮15g、薏苡仁30g。10 剂，水煎服，日 1 剂，饭后半小时温服。

三诊：患者全身风团大部分消退，自觉四肢发凉，怕冷，前方加干姜 10g，全蝎 10g，山药 30g。14 剂，水煎服，日 1剂，饭后半小时温服。两周后病情稳定，随访半年无复发。

（四）病案解析

该患者为冯宪章治疗慢性荨麻疹中的典型病例，冯宪章根据多年的临床经验，总结出治疗慢性荨麻疹的经验方。方药物组成：当归 20g，徐长卿 30g，威灵仙 10g，白芍 30g，黄芪 20g，桑枝 10g，路路通 10g，白蒺藜 20g，甘草 10g，全蝎 10g，羌活 10g，防风 10g，白术 10g。方中黄芪益气扶正固表；白芍、桑枝调和营卫；路路通、全瓜蒌活血除风止痒，取"治风先治血，血行风自灭"之意；徐长卿、威灵仙抗过敏；黄芪、防风固表不留邪，祛邪不伤正。《古今名医方论》曰："邪之所凑其气必虚，故治风者，不患无以祛之，而患无以御之，不畏风之不去而畏风之复来，何则……夫以防风之善祛风，得黄芪以固表，则外有所卫；得白术以固里，则内有所据，风邪去而不复来。"现代实验研究证实防风可抑制小鼠迟发性变态反应，提高巨噬细胞吞噬功能，抑制超敏反应，从而达到抗炎抗过敏的作用。冯宪章临床运用此方，常根据病情随症加减。若晚上皮疹多，加鳖甲、熟地黄；胃痛加陈皮、厚朴；热盛加生石膏、浮萍、栀子；寒盛加桂枝、干姜皮；风盛加五加皮、白鲜皮。此外冯宪章还强调治疗及恢复期间应注意饮食禁忌，忌食鱼虾、辣椒、牛羊肉，禁烟酒等，以免引起复发。

（五）按语

冯宪章强调在治疗荨麻疹时要注意以下两个方面：一是益气扶正，调和阴阳气血。慢性荨麻疹多因皮疹反复发作，经久不愈，耗伤气血，卫表不固；或产后气血亏损，风邪外袭，导致内不得疏泄，外不得透达，郁于皮肤腠理之间，邪正相搏而发病；或因情志不遂，肝郁不疏，郁久化热，伤及阴液，阴虚内热，血虚生风所致。故治疗应以益气养血扶正、调和阴阳气血为主。重用黄芪、当归益气扶正固表养血，白芍、桑枝调和营卫。现代药理研究证实当归有降低毛细血管通透性及抗组胺的作用，黄芪有增强细胞免疫的作用。二是祛风止痒。荨麻疹临床表现为瘙痒性风团，发无定处，骤起骤退，消退后不留任何痕迹，符合风邪致病的特点。由于风邪是主要外因，故治疗应祛风止痒，以祛其邪，防止"闭门留寇"。冯宪章善用荆芥、防风、地肤子祛皮里膜外之风，僵蚕祛顽固性风邪，全蝎、羌活除内风，路路通、全瓜蒌活血除风。现代药理学研究证实荆芥、防风可抑制组织胺的释放，具有抗乙酰胆碱及抑制毛细血管通透性增加的作用。

荨麻疹是常见的过敏性皮肤病，一般分为急性和慢性。中医学认为该病初期多为实证，久病则多为虚证，风邪是主要外因。冯宪章认为该病日久则多属虚证，阴虚不足，故治疗时应配以滋阴养血之品；肺脾虚弱，卫气不固，则应配以益气固表、祛风之剂。他根据本例患者的临床表现和舌脉象，将其辨为肺脾两虚、风寒袭表证，以玉屏风散益气健脾，加桂枝、白芍调和阴阳，僵蚕、蝉蜕祛风止痒。诸药合用，力专效宏。

六、带状疱疹的跟师感悟

（一）概述

带状疱疹是由水痘－带状疱疹病毒引起，累及皮肤及神经的皮肤病。患者初次感染水痘－带状疱疹病毒后，表现为水痘或者呈隐性感染，病毒潜伏于脊髓后根神经节的神经元中，在各种诱因刺激下可使之再活动，生长繁殖，从而使受侵犯的神经节发炎乃至坏死，产生神经痛，再活动的病毒可沿着周围神经纤维移动到皮肤，产生特有的节段性疱疹，好发于肋间神经、颈部神经、三叉神经及腰骶部神经。

（二）辨证思路

冯宪章总结各家观点认为本病属于本虚标实，可用五个字概括带状疱疹的病因病机，即虚、瘀、湿、热、毒。患者隐性感染期类似于温病"伏邪"。临床发现本病多发于中老年人，老年人多体虚，《黄帝内经》云："年四十而阴气自半，起居衰矣。"同时各种感染、恶性肿瘤、细胞毒性药、免疫抑制剂、过度劳累皆能耗人正气，加之调摄失宜，忧思伤脾，郁怒伤肝，耗伤心血肝阴，正气虚弱，正不胜邪，诱发伏邪而发病。《外科证治全书》认为本病生于腰肋间，属于肝胆风热。

胁肋属肝胆经循行之处，带状疱疹的发生与肝胆的关系密切。情志不舒，肝失条达，胆火不降，气机郁滞，郁久化火，熏灼肌肤。忧思伤脾，过劳耗气，脾气虚弱，湿浊内生。肝木乘脾，土虚不能养木，互为因果。湿浊与肝火诱发潜伏毒邪，三者搏结，阻遏经络，气血不通则痛甚，泛滥肌肤诱发为水疱。

（三）典型医案

患者，女，60岁，2008年9月4日初诊。

主诉：右上肢外侧疼痛1月。

病史：1个月前右上肢外侧无明显诱因起簇集性疱疹，排列成带状，疼痛，影响睡眠，经郑州某医院诊为"带状疱疹"，予阿昔洛韦，复合维生素B等口服，外用洗剂（具体药物不详），治疗两周后疱疹消退，但仍疼痛难忍，行药物（具体药物不详）封闭后，痛减，1周后疼痛加剧，现局部刺痛不休，夜间为甚，影响睡眠，纳可，二便调。右上肢外侧可见条索状色素沉着，散在瘢痕，局部触痛。舌质暗红，苔薄白润，脉弦。

西医诊断：带状疱疹后遗神经痛。

中医诊断：蛇串疮。

治疗过程：

初诊：辨证为气滞血瘀型。治法宜行气活血，通络止痛。

方药：①内服药：柴胡10g，白芍30g，甘草10g，川芎10g，桃仁10g，红花10g，当归10g，香附10g，延胡索30g，太子参20g，川楝子3g。5剂，日1剂，水煎服，饭后半小时温服。

②外用药：王不留（炒）100g，薄荷脑5g，共研细粉，麻油调敷患处，日两次。

二诊：5日后疼痛大减，睡眠转安，原方加全蝎3g研粉冲服，继用5日，外用药同前。

三诊：疼痛消失，痊愈，随访半年无复发。

（四）病案解析

冯宪章认为根据带状疱疹的临证表现可辨证分为以下四个证型。1. 热盛型。该病发病急，病程短，皮损基底色红，剧烈疼痛，影响睡眠，心烦易怒，口干口苦，舌质红，苔黄，脉弦数，治宜清肝泄热，凉血解毒，活血止痛。方选龙胆泻肝丸合金铃子散加减，具体药物：龙胆草6g，黄芩10g，栀子10g，甘草10g，柴胡10g，川楝子6g，香附10g，延胡索30g，牡丹皮10g，赤芍10g，大青叶15g，紫草30g，板蓝根30g，生地黄20g。2. 湿毒型。病程迁延，皮损基底淡红，多见于年老体虚患者，疱壁松弛，疱疹炎症较轻，疱内浑浊状液体，易于溃破，糜烂浸淫，伴纳呆腹胀，身重乏力，便溏，舌体胖，苔白腻，脉濡，治宜健脾祛湿，清热解毒，活血止痛。方选参苓白术散合茵陈蒿汤加减，具体药物：党参20g，茯苓30g，扁豆20g，白术10g，苍术10g，薏苡仁30g，甘草10g，川芎10g，王不留行30g，蒲公英30g，茵陈30g，栀子10g，大黄10g，香附10g，延胡索30g，大青叶15g。3. 气滞血瘀型。多见于老年人，疱疹消退后局部刺痛或隐痛麻木，常伴心烦，夜寐不安，舌质暗红，苔薄白，脉弦细，此为不通则痛，治宜疏肝理气，活血止痛。方选四逆散合桃红四物汤，具体药物：柴胡 10g，白芍 30g，甘草 10g，枳壳 10g，桃仁 10g，红花 10g，当归 10g，生地黄 20g，川芎 10g，延胡索 30g，香附 10g，白蒺藜 15g，全蝎 3g（冲），蜈蚣 1 条（冲）。4.气虚血瘀型。此型较少见，多见于久病不愈，身体消瘦，极度虚弱之老年人，皮损消退后局部刺痛不休，伴见面色无华，气短乏力，劳则汗出，舌质淡红，苔薄白润，脉细弱，此为不荣则痛，治宜大补气血，通络止痛。方选十全大补汤加减，具体药物：黄芪 20g，党参 15g，当归 15g，川芎 10g，白芍 30g，生地黄 15g，白术 10g，茯苓 15g，延胡索 30g，甘草 10g。外治：以上诸型皆可用王不留行研末加少许薄荷脑和麻油调敷患处。该病例属于气滞血瘀型，通过内服及外用获得良效。

（五）按语

虽然带状疱疹各证型间有不同表现，但气血不通、经络阻隔是共同的病机，疼痛是带状疱疹患者最感痛苦的症状，也是治疗过程中最棘手的问题。带状疱疹为自限性疾病，一般 2～4 周疱疹即可自行消退。故冯宪章认为不应以疱疹消退时间的长短来判定治疗是否有效，应以疼痛消失时间长短以及是否遗留神经痛作为疗效评判标准。所以活血化瘀，通络止痛为贯穿带状疱疹始终的治则，是治疗本病用药的关键。发病初期，在常规治疗基础上加入理气活血之品，即可防患于未然，消灭疼痛于无形之中，此为不治已病治未病。治疗此类疼痛，冯宪章常用以下药对：①香附配延胡索，香附为气中血药，延胡索为血中气药，二者相伍，行气活血，走而不守，主治一身之上下尽痛；②芍药配甘草，即芍药甘草汤，有明显的养血柔肝，缓急止痛作用，其要点在于重用白芍，至少30g以上方有效；③重症患者加用全蝎、蜈蚣等虫类药物，以加强通络止痛作用，其要点在于虫类药要研粉冲服，勿入煎剂，方能发挥作用；④赤芍配牡丹皮以凉血祛瘀止痛；⑤桃仁配红花以祛瘀活血止痛；⑥川芎、王不留行以活血利水止痛。活血理气日久可耗气伤阴，常酌加太子参、黄精等益气养阴之品，活血理气而不伤正，正气不伤又可更好地发挥活血理气药的治疗作用。外用王不留行、薄荷脑活血通络，辛香走窜而止痛。只要辨证正确，遣方用药精当，通其不通，疼痛症状可在短期内缓解。

七、过敏性紫癜的跟师感悟

（一）概述

过敏性紫癜是临床常见病，是一种变应性毛细血管及细小动脉的炎症。其特点为皮肤黏膜出现瘀点，伴有关节、腹部及肾脏症状。冯宪章运用中药治疗本病效果较好，笔者有幸侍诊，获益匪浅，现将其经验介绍如下。

（二）辨证思路

西医认为上呼吸道感染、药物、食物、病毒感染、虫咬等因素与本病的发生有一定关系。中医认为以上因素属风热毒邪，毒热内传，灼伤血络，迫血妄行，发于肌肤则为瘀点瘀斑；发于关节则肿痛；发于肠胃而为腹痛、黑便；发于肾则为血尿、蛋白尿。血不循经，溢于脉外，离经之血便是瘀血，瘀血既是病之果，也是病之因，常可加重其它脏器组织的损伤。西医学认为过敏性紫癜在病理变化上主要为真皮毛细血管及小动脉无菌性炎症改变，血管壁有灶样坏死与血小板血栓形成，胃肠黏膜及关节腔内亦有类似的病理改变，这与中医学离经之血不能及时排除消散，而停滞于经脉或器官的瘀血形成过程极为相似。故冯宪章认为"热毒"和"瘀血"为本病的主要病因病机。西医学认为本病是变态反应导致的小血管炎，所以常用免疫抑制剂及糖皮质激素来治疗，收效迅速，但是停药或减量过程中易复发，为控制复发往往再次加重激素和免疫抑制剂剂量，如此形成恶性循环。中医认为此类药物皆能损伤人体正气，导致正气不足，摄血无力，血溢脉外而为紫癜。

（三）典型医案

医案 1

刘某，男，9 岁。2009 年 3 月 6 日初诊。

主诉：四肢起瘀点瘀斑 1 月余。

病史：1 个月前先发高热，继则下肢伸侧起密集瘀点瘀斑，踝关节肿痛，经当地某医院诊为"过敏性紫癜"，予头孢哌酮、地塞米松、维生素 C 静滴，口服钙片、芦丁等，皮损消退而出院，后复发，紫癜增多，延及上肢，口干，双踝、膝关节肿痛，双下肢自足至大腿现密集瘀点，小如米粒大如黄豆，部分斑点连接成片，皮损紫红色，稍高出皮面，压之不褪色。

双上肢散在同类皮损，血常规正常，尿常规示红细胞（++）。血小板和凝血时间均正常。舌尖红，苔薄黄，脉数。

西医诊断：过敏性紫癜。

中医诊断：葡萄疫。

治疗过程：

初诊：辨证为热邪灼络，迫血妄行。治宜清热解毒，凉血止血，具体药物为生地黄20g，茜草10g，紫草10g，板蓝根15g，大青叶10g，天花粉10g，白茅根30g，小蓟10g，藕节10g，忍冬藤30g，甘草10g。10剂，日1剂，水煎服，分两次，饭后半小时温服。同时停服激素，告知停激素后皮损可能在短期内加重，此属正常反应，应坚持服药。

二诊：服前药5剂，部分紫癜消退，关节肿痛减轻，服至10剂时，病情加重，紫癜增多，原方加牡丹皮15g，赤芍15g继服。7剂，日1剂，水煎服，分两次，饭后半小时温服。

三诊：继服二诊方药紫癜减少，关节肿痛消失，尿检示红细胞（+），继服二诊方药7剂而愈。随访3月无复发。

医案2

魏某，女，17岁。2009年2月13日初诊。

主诉：下肢反复起瘀点瘀斑1年余。

病史：1年前感冒咽痛后出现双下肢瘀点瘀斑，经新乡某医院诊为"过敏性紫癜"，住院治疗，予地塞米松、维生素C、复方甘草酸苷、头孢类抗生素等静脉滴注，皮损消退出院，在激素减量过程中复发，再住院治疗，经地塞米松加量后病情控制，再减量时又复发，如此反复3次，对西医治疗丧失信心，求诊于中医。

现症：双下肢瘀点瘀斑，关节不肿痛，无腹痛，无黑便，神疲乏力，少气懒言，便溏，纳少，眠可，小便调，口服强的松，日两片。双下肢瘀点瘀斑，米粒或绿豆大小，色暗红，压之不褪色，脸似满月，血、尿常规均正常。舌质淡白，苔薄白润，脉细。

西医诊断：过敏性紫癜。

中医诊断：葡萄疫。

治疗过程：

初诊：辨证为久病脾虚，气不摄血。治宜健脾益气，止血化瘀。方药：党参20g，黄芪20g，生白术10g，茯苓30g，炙甘草10g，仙鹤草50g，三七3g（冲），陈皮6g，茜草10g，藕节15g。10剂，日1剂，分两次，饭后半小时温服。同时停服强的松，告知其停强的松后病情可能加重，属正常现象，勿虑。

二诊：精神转佳，食欲好转，皮损增多，累及上肢，仍便溏，尿常规示正常。再次告知患者皮损增多为停用强的松之暂时症状，非中药副作用，原方加白茅根30g，小蓟15g，继服。10剂，日1剂，分两次，饭后半小时温服。

三诊：精神佳，便溏好转，纳可，皮损颜色变淡，二诊方加荷叶10g。10剂，日1剂，分两次，饭后半小时温服。

四诊：四肢皮损消退过半，便溏消失，三诊方减白茅根、小蓟、茜草，加生山药30g。10剂，日1剂，分两次，饭后半小时温服。

五诊：皮损消退大半，舌质淡红，苔薄白，脉细，三诊方三七加至 4g。10 剂，日 1 剂，分两次，饭后半小时温服。

六诊：皮损消退，痊愈，予补中益气丸两瓶巩固之。随访半年无复发。

（四）病案解析

冯宪章认为根据过敏性紫癜的表现可辨证分为血热型和脾虚型两个证型。

病案 1 为血热型，此型常见于初发或服激素及免疫抑制剂时间短者，发病急，发病前常有上呼吸道感染史及服用药物及某些过敏食物史，四肢伸侧和臀部出现广泛的出血，紫癜如针尖或片状，腹痛或关节痛，全身症状少或无，舌质红或正常，苔薄黄，脉数或正常。治宜清热解毒，凉血止血。方选赵氏凉血五根汤加味，组成药物：金银花 15g，连翘 30g，大青叶 15g，竹茹 10g，白茅根 30g，紫草 30g，茜草 15g，板蓝根 30g，天花粉 15g，牡丹皮 15g，甘草 20g。腹痛加生白芍 30g；关节痛加忍冬藤 60g；血尿加小蓟 15g，藕节 15g；咽痛加牵牛子 15g，山豆根 6g；纳呆便溏加苍术 15g，砂仁 6g，白芷 5g；口干苔少等阴虚症状加旱莲草 15g，生地黄 30g。

病案 2 为脾虚型，此型多见于用免疫抑制剂及激素患者。病情反复发作，除紫癜外常伴有面色苍白或萎黄，精神不振，纳呆便溏，少气懒言，舌质淡，苔薄白润，脉细弱。治宜健脾益气，摄血化瘀，方选四君子汤加味，组成药物：黄芪 30g，党参 20g，生白术 10g，茯苓 30g，炙甘草 10g，三七 3g（冲），陈皮 6g，仙鹤草 50g，茜草 15g，牡丹皮 15g。

（五）按语

冯宪章认为本病属于《医宗金鉴》中所描述的"葡萄疫"范畴。其病因病机可用"毒、瘀、虚"三个字概括，过敏性紫癜初发者皆为血热所致。至于有些患者在初发时有纳呆便溏，脉细弱等脾虚症状，或者有舌质红，苔少口干等阴虚火旺症状，针对这种情况冯宪章指出病为标，体质为本，此乃素体脾虚或阴虚，本虚标实，在清热解毒，凉血止血的基础上酌加健脾益气或养阴之品即可，不可一见舌脉属脾虚即用大剂补益之品，或一见舌脉属阴虚即投大剂滋阴之品，而犯虚虚实实之诫。至于脾虚型，见于久用激素及免疫抑制剂，反复发作者。在补气摄血的基础上常加用凉血止血化瘀之品，恐其血中有余热，灰中有火，死灰复燃。关于出血证，《血证论》中言："止血为第一要法，化瘀为第二法。"故方中多选茜草、牡丹皮、藕节、紫草、三七等止血不留瘀之品，根据过敏性紫癜的不同病理阶段，分别选用偏温、偏凉之品。

八、红斑狼疮的跟师感悟

（一）概述

红斑狼疮是一种自身免疫性疾病，可累及全身多脏器，造成多种损害。

（二）辨证思路

冯宪章认为红斑狼疮发病乃肝肾阴虚所致，从中医而论，肾为先天，肾精与遗传相关，系统性红斑狼疮与遗传因素关系密切，其家族发病率为2%，本病多发于青年或中年女性。女子以肝为先天，乙癸同源，患者先天禀赋不足，肝肾本虚，加之情志不畅，肝郁化火，耗伤肝肾阴精，致使阴津耗伤，气血逆乱，阴阳失调，经脉痹阻。在此基础上情志不畅，劳倦过度或感受外邪，内外相合而致本病。在外见皮肤红斑，疹点隐隐，肌肤瘙痒，关节肿痛，在内见络损血瘀，脏腑受累，表现各种脏腑危急证候。

《景岳全书·虚损》曾云："肾水亏，则肝失所养而血燥生……肾水亏，则水不归源而脾痰起……肾水亏，则心肾不交而神色败……肾水亏，则盗伤肺气而咳嗽频……"故虚邪之至，害必归肾，五脏之伤，穷必及肾。西医认为其病理损害常导致"狼疮肾"，亦常见"狼疮心""狼疮肺""狼疮肝"及皮肤、肌肉、关节受损等表现。可见本病是一个肝肾阴虚为本，邪毒亢盛为标，本虚标实的疾病，治疗当以滋养肝肾，清热凉血，活血化瘀为原则。冯宪章强调要辨病与辨证相结合，首先用现代医疗手段检查确诊，再发挥中医辨证之特长。

（三）典型医案

朱某，男，12岁。2013年3月18日初诊。

主诉：间断性发热3月余。

病史：患者3个月前不明原因出现上述症状，曾于郑州及广州医院求诊，均诊为红斑狼疮，未给予药物治疗，后又于我院风湿科治疗，口服中药，效不佳，故来我科求诊。现症：患者就诊时体温38.5℃，面部潮红，精神欠佳，颈、骶部酸疼，头发脱落明显，皮肤偶见结节。舌质红，苔薄白，脉沉数。

西医诊断：红斑狼疮。

中医诊断：红蝴蝶疮。

治疗过程：

初诊：中医辨证为阴虚火旺证。治宜滋阴降火，扶正，活血化瘀。方药：当归20g，忍冬藤20g，白芍20g，川芎10g，茜草30g，生黄芪30g，太子参20g，鳖甲20g，黄精30g，山药30g，栀子20g，女贞子20g，甘草10g，金银花30g，重楼10g。15剂，水煎服，日1剂，分两次，饭后半小时温服。

二诊：患者病情稳定，近来无明显发热，颈骶部疼痛有所减轻，头发脱落症状无明显改善，舌质红，苔薄，脉沉细。拟前方加白茅根30g，金银花更为金银花炭30g。10剂，水煎服，日1剂，分两次，饭后半小时温服。

三诊：患者病情稳定，偶有发热，颈骶部疼痛不明显，头发脱落有所减少，腿部皮肤见两处结节，微有痛感，舌质红，苔黄腻，前方白芍改为30g，加龙胆草10g，生牡蛎20g，生石膏20g，生地黄20g以清湿热、散结。7剂，水煎服，日1剂，分两次，饭后半小时温服。随访1年病情稳定。

（四）病案解析

冯宪章认为根据红斑狼疮的表现可分为以下三个证型。

1.气营炽盛型常见于系统性红斑狼疮急性活动期，表现为高热不退，烦躁不安，神昏谵语，动风抽搐，面、胸、手红斑鲜艳，手足瘀斑紫斑，甚至鼻衄、尿血、呕血、肌肉关节疼痛，舌质红绛，苔黄厚或苔少，脉细数，此时多数患者血中可查到狼疮细胞，血沉明显加快，抗核抗体等自身抗体阳性，主要由于热毒蕴于气分和营分，蕴于气分则高热，热扰营血，外溢肌肤则起红斑，出现紫癜等现象，邪热煎熬血液则血瘀，筋失濡养，故关节肌肉疼痛，热陷心营则神昏谵语，治宜清营凉血，解毒化斑。方选清营汤加减，组成药物：水牛角 60g，生地黄 90g，牡丹皮 15g，玄参 30g，金银花 20g，连翘 20g，羚羊角 2g（冲）。高热不退，大汗不止加石膏 30g，知母 10g；关节疼痛加秦艽 10g，桑枝 10g；尿血加大蓟、小蓟各 10g；皮肤斑点加紫草 30g；神昏谵语加用安宫牛黄丸。

2. 阴虚火旺型多见于红斑狼疮缓解期，低热迟迟不退，头昏乏力，耳鸣目眩，口干唇燥，腰疼，关节疼痛，头发脱落，大便黄赤，舌质红，苔薄黄，脉细数。属于邪热渐退，阴精亏损，阴虚火旺。治以滋补肝肾，养阴清热。处方：生地黄 20g，熟地黄 20g，牡丹皮 15g，地骨皮 15g，女贞子 15g，旱莲草 15g，黄精 20g，鳖甲 15g，龟板 15g，山药 30g，枸杞子 15g，凌霄花 12g，茯苓 20g。

3. 气阴两虚型多见于红斑狼疮经年不愈，久服激素者。患者低热绵绵，气短乏力，面色不华，心悸少寐，自汗盗汗，面部红斑隐隐，腰酸肢倦，舌质红，苔少或花剥，脉细数而软。治宜养阴清热，益气解毒。予生脉散加味，具体药物：太子参 20g，麦冬 15g，五味子 5g，黄芪 15g，山药 30g，黄精 20g，凌霄花 15g，女贞子 15g，枸杞子 15g。

该病例为阴虚火旺型，四诊合参，辨证选药，获取良效。

（五）按语

红蝴蝶疮是一种可累及皮肤和全身多脏器的自身免疫性疾病。该病起初多感受风湿热邪，热伤津液，而肾主水，故发热久之则伤肾阴致肾阴虚，肾的阴阳失衡；肝属木，水生木，肾阴虚则水不涵木，耗伤阴血。肝木克脾土影响脾的运化，出现水湿及影响气血生化；水火不济则影响心的功能，血不养心则会出现精神症状等。该疾病中肝肾亏损为本，引发全身症状。由于红斑狼疮病程漫长，症状变化多端，且可相互转化，以上证型仍难以概括，故不应拘泥于证型而应随证加减，口干舌燥加麦冬、石斛；关节肌肉疼痛加桑寄生、伸筋草；面颊蝶形红斑者加凌霄花、紫草、赤芍；自汗盗汗加黄芪、牡蛎；尿蛋白加黄芪、芡实；脱发加首乌、女贞子；月经不调加当归、益母草；肝功能异常加茵陈、大黄、栀子；肺部感染加金银花、柴胡。本病病程漫长，病情反复，除药物治疗外，更应注意预防保健。平时避免日晒及高温作业，安定情志，加强营养，坚持治疗，定期复查。

参考文献

[1] 安家丰，张凡．张志礼皮肤病医案选粹 [M]．北京：人民卫生出版社，2000：83．

[2] 岳树香．路志正教授从湿论治白塞氏病经验 [J]．中国中医急症，2009，18（7）：1114．

[3] 马武开．白塞氏病的中医病因病机探讨 [J]．江苏中医药，2003，24（7）：7-8．

[4] 孟慧敏，周成霞，李利．瑞尔黑变病病因与发病机制研究进展 [J]．中国生物美容，2009，1（4）：60-63．

[5] 刘佳，贾丁鑫，吴严，等．Riehl 黑变病患者心理状态初步分析 [J]．中国美容医学，2010，19（3）：431-433．

[6] 李洪武，朱文元，夏明玉．白茯汤治疗黄褐斑 20 例临床疗效观察 [J]．中国麻风皮肤病杂志，2001（3）：198-199．

[7] 汪南玥，陈家旭，吴晓丹．中医药对于黄褐斑辨治的统计与分析述评 [J]．中国医药导报，2007（14）：82-83．

[8] 白立仁，冯艳，张桂兰，等．薄芝注射液治疗皮肤病 301 例应用价值分析 [J]．中医药研究，1993（4）：15-16．

[9] 杨志刚，陈阿琴，俞颂东．三七药理研究新进展 [J]．上海中医药杂志，2005（4）：59-62．

[10] 王雅芳，李英弟．还原型谷胱甘肽联维 A 酸软膏治疗瑞尔黑变病疗效观察 [J]．宁夏医学杂志，2011，33（12）：1242-1243．

[11] 史宇广．当代名医临床精华·皮肤病专辑 [M]．北京：中医古籍出版社，1992：122．

[12] 中医研究院广安门医院．医话医论荟要 [M]．北京：人民卫生

出版社，1984：48.

[13] 赵辨.临床皮肤病学 [M].南京：江苏科学技术出版社，1993：664.

[14] 北京中医医院.赵炳南临床经验集 [M].北京：人民卫生出版社，1975：6.

[15] 李林，李博鉴.朱仁康老中医治疗银屑病的经验 [J].中医杂志，1985（1）：12-14.

[16] 丁履伸，赵绚德.银屑病的中医治疗 [J].山东中医学院学报，1980（4）：47-49.

[17] 范雪莉.银屑病的流行病学和遗传学 [J].国外医学.皮肤性病学分册，1995（5）：293-295.

[18] 徐宜厚.皮肤病中医诊疗简编 [M].武汉：湖北人民出版社 1980：77.

[19] 魏雅川，卢贺起.银屑病中西医结合治疗 [M].北京：人民卫生出版社，2004：320.

[20] 魏雅川，卢贺起.从银屑病论中医肝肾与皮肤免疫网络的关系 [J].中国中医药信息杂志，2000（1）：12-13.

[21] 杨雪琴，李铀，杨光，等.生物反馈放松训练改善银屑病患者自主神经功能的研究 [J].中华皮肤科杂志，1999（2）：24-26.

[22] 陈凯，孙丽蕴.衷中参西论治银屑病 [M].北京：人民军医出版社，2009：163.

[23] 白清林.熄风定颤丸对帕金森病肝肾不足型的随机对照临床研究 [D].北京中医药大学，2009.

[24] 安红梅，胡兵，张学文.从肾阴虚入手证病结合治疗帕金森病思路探讨 [J].中国中医急症，2004（12）：818-819+878.

[25] 刘国芳，赵科科，郑绍周.郑绍周教授论治多系统萎缩经验 [J].中医药学报，2015，43（1）：92-93.

[26] 武继涛.郑绍周教授肾虚致病理论探析 [J].新中医，2012，44（1）：136-137.

[27] 杨世敏.以颤三针为主治疗帕金森病的临床研究 [D].广州中医药大学，2009.

[28] 赵广，蔡瑞康.黄褐斑研究新进展 [J].中华医学美容杂志，2000（1）：48-50.

[29] 蓝善辉，余土根.黄褐斑的病机及辨证论治研究现状 [J].浙江中医杂志，2007（6）：365-367.

[30] 李学林，崔瑛，曹俊岭.实用临床中药学 [M].北京：人民卫生出版社，2003：551-634.

[31] 陈基长.补肾行血益气法治疗膝骨性关节炎 [J].新中医，2007（9）：99.

[32] 郑晓辉，周琦石，王海彬，等.骨炎定含药血清对人骨关节炎软骨细胞保护作用的机理探讨 [J].广州中医药大学学报，2005（3）：213-216.

[33] 曹燕明，徐海波，张薇，等.骨炎定促进血管内皮细胞增殖的血清药理学研究 [J].广州中医药大学学报，2006（3）：245-248.

[34] 周琦石，郑晓辉，王海彬，等.补肾益气行血方药对人类骨关节炎软骨细胞 II 型胶原和一氧化氮合酶的影响 [J].中医药通报，2007（4）：50-53+56.

[35] 曹燕明，徐海波，陈基长.骨炎定对鸡膝关节骨性关节炎氧自由基代谢的影响 [J].中药新药与临床药理，2006（3）：167-170.

[36] 林柳泽，陈基长，梁祖建.中药内服外洗配合功能锻炼治疗髌股疼痛综合征 51 例 [J].河南中医，2007（4）：54-55.

[37] 赵辨.临床皮肤病学 [M].南京：江苏科学技术出版社，1993：763.

[38] 北京中医医院.赵炳南临床经验集 [M].北京：人民卫生出版社，1975.

[39] 李映林.紫癜证治 [J].中医杂志，1985（9）：9-12.

[40] 王慕娴，李建，樊惠兰，等.宋祚民老中医治疗紫癜的经验[J].黑龙江中医药，1992（3）：4-5+7.

[41] 赵辨.中国临床皮肤病学 2 版 [M].南京：江苏凤凰科学技术出版社，2017：1110.

[42]FAN X，XIAO F L，YANG S，et al.Childhood psoriasis：a study of 277 patients from China[J].J Eur Acad Dermatol Venereol，2007，21（6）：762-765.

[43] 付芳惠，施仲香，杨青，等.61 例儿童脓疱型银屑病临床分析 [J].中国麻风皮肤病杂志，2019，35（3）：136-139.

[44]BAKER H，RYAN T J.Generalized pustular psoriasis.A clinical and epidemiological study of 104 cases[J].Br J Dermatol，1968，80（12）：771-793.

[45]ROBINSON A，VAN VOORHEES A S，HSU S，et al.Treatment of pustular psoriasis：from the medical board of the national psoriasis foundation[J].J Am Acad Dermatol，2012，67（2）：279- 288．

[46] 中华医学会皮肤性病学分会银屑病专业委员会.中国银屑病诊疗指南（2018 简版）[J].中华皮肤科杂志，2019，52（4）：223-230.

[47] 中华中医药学会皮肤科分会.泛发性脓疱型银屑病中医治疗专家共识 [J].中国中西医结合皮肤性病学杂志，2019，18（2）：177-179.

[48] 王平，段爱旭，鲍海平，等.国医大师禤国维教授中医药治疗新生儿脓疱性银屑病 1 例 [J].中华中医药杂志，2015，30（12）：4336-4337.

[49] 秦万章 . 银屑病血证与调血研究 [J]. 中国中西医结合皮肤性病学杂志，2008（1）：1-4.

[50] 蒋蓉，郭鹃，陈纯涛，等 . 黄蜀运用温潜法治疗脓疱型银屑病的经验总结 [J]. 四川中医，2015，33（3）：5-6.

[51]CAPON F.IL36RN mutations in generalized pustular psoriasis：just the tip of the iceberg[J].J Investig Dermatol，2013，133（11）：2503-2504.

[52] 郝平生，严晓萍，艾儒棣 . 艾儒棣教授治疗儿童脓疱型银屑病的经验 [J]. 四川中医，2010，28（1）：1-2.

[53] 王豫平，刘鸿伟，张书岭，等 . 泛发性脓疱型银屑病患者发热和白细胞升高与病情的相关性 [J]. 临床皮肤科杂志，2001（5）：308.

[54] 中华中医药学会皮肤科分会，北京中医药学会皮肤病专业委员会，北京中西医结合学会皮肤性病专业委员会 . 寻常型银屑病（白疕）中医药循证临床实践指南（2013 版）[J]. 中医杂志，2014，55（1）：76-82.

[55] 宋坪，杨柳，吴志奎，等 . 从玄府理论新视角论治银屑病 [J]. 北京中医药大学学报，2009，32（2）：136-138.

[56] 陈潍，张广中，周冬梅，等 . 王萍教授治疗儿童泛发性脓疱型银屑病的经验 [J]. 四川中医，2011，29（5）：8-9.